ATHA KĀLJNĀNAPRAKARAṆAM

The Knowledge of Death Related to Time

ATHA KĀLJNĀNAPRAKARAṆAM

The Knowledge of Death Related to Time

(Based on the collection of ancient shlokas made by
Shri Banwarilal in 1886, Samvat 1943)

Translated by
Dr. Sureshwar Dwivedi B.A. M.S.A

Edited by
Pt. Sheo Shankar Mishra
C.N. Burchett

BOOK FAITH INDIA
Delhi

ATHA KĀLJNĀNAPRAKARAṆAM

Published by
BOOK FAITH INDIA
414-416 Express Tower
Azadpur Commercial Complex, Delhi, India
Tel. [91-11] 713-2459. Fax [91-11] 724-9674
E-mail: pilgrim@del2.vsnl.net.in

Distributed by
PILGRIMS BOOK HOUSE
PO Box 3872, Kathmandu, Nepal
Tel. [977-1] 424942. Fax [977-1] 424943
E-mail: pilgrims@wlink.com.np
WebSite: www.pilgrimsbooks.com
&
PILGRIMS BOOK HOUSE
B 27/98-A-8, Durga Kund
Varanasi, India 221010
Tel. [91-542] 314060. Fax [91-542] 314059
E-mail: pilgrim@lw1.vsnl.net.in

ISBN 81-7303-229-7

Layout by Hom K.C.
Cover design by Sasya
1st Edition

Printed in India

Printed at :
Excel Prints
WZ 559B, Naraina Village
New Delhi-110028.

Introduction

The history of medicine, and the treatment of the physical ills of the human body have always figured high on the priorities of some of the most ancient of the philosophers and historians. Often crediting the famous (5th century B.C.) Greek Physician Hippocrates with being the first to have really documented and establish the norms of medical science. Hence such institutions as the Hippocratic oath for those entering the medical profession.

It is also true that at that time Greece was one amongst many flourishing Civilizations not the least of which India and Egypt come to mind. China is also credited at this time to have had a most advanced and prospering civilization which no doubt developed its own practices in the medical sphere. But it must be remembered that China had isolated itself from the world outside its borders so our greater concern should be with the interaction between the three major civilizations previously mentioned.

It is a fact that many of the ideas and views developed by the intellectuals of this time were the essence of knowledge derived in India, Greece or Egypt. As they were all busily engaged in trade a great deal of interaction of thoughts was able to take place and theories were defined again and again until none could find more to be done with them. The similarities between the religious thoughts and philosophies increased as more and more ideas and thoughts were assimilated.

Likewise with the medical sciences which had also reached to the heights of philosophy and mysticism. So much so that when we start to look for its roots it becomes almost impossible to ascertain each point of origin from amongst the vast literature available to us. This particular book is based on a collection of shlokas taken from the works of Charak and Sushrut both peers of their times made by Babu Banwari Lal (1886 CE). It is only when we try to ascertain the period related to that we really begin to run into some difficulties. This is mainly caused by the system adopted by the Hindus in their way of documenting historical fact. Sushrut a student of the legendary Divodas (Divodas in the Garuda Puran is placed as fourth in descent from Dhanvantri an incarnation of Vishnu and whom the Hindus believe to have first propounded medical science on earth) is regarded as the father of Indian surgery. Charak was known to have roamed from place to place giving relief to patients whilst propagating his knowledge. One legend credits him as having been the incarnation of Shesha (14th Century Bhavaprakasha) the embodiment of the knowledge of the vedas including Ayurveda. But still it is difficult to pin point eithers time of existence. Reference to Sushrut on the other hand has been found in the works of ancient Greek historians like Solon (?638-558 BC) Pythagoras (?580-498 BC) Herodotus (484-425 BC) Plato (428-348 BC) and Philostratus (3rd century BC). It may therefore be assumed that these sages existed much about this time. Their teachings remained in the famalies of Vaidyas as secrets until the early 19th century. It was only then that such knowledge was made available to the western world.

This collection has dealt mainly with the views of these great sages as to examination and diagnoses of the symptoms of eye, stomach and urinary ailments, they also tell us whether these illnesses may be cured or whether they are eventually fatal or not. There are also mention of the signs which announce the arrival of death as well as the period involved.

Many of the subjects dealt with in these shlokas may appear at first to have little to do with medical science as we have been led to understand it. But if we are to look at them from the perspective of a philosopher or a mystic they begin to explain a different approach to the whole subject. Let us take for example the drop of oil placed in the urine of a patient. Not only did the colour of the urine point towards the illness but also the shape that the oil took up on the surface portends to the fate of that same patient.

Likewise the mention of the messenger engaged to convey to the Vaidhya {Doctor} the symptoms of the illness. His garb, appearance or even position whilst divulging this information we are told, has been given great significance especially with regard to the outcome of the treatment given. Each and every detail is of equal importance, and last but not least the qualities required of the Vaidya himself. Not only was he required to be perfect in medicine but was required to have equal knowledge of philosophy and mysticism. All in all the information imparted in this small but most valuable collection allows the thinker to muse upon the extent to which the ancient sages had delved into the subject of life and death and the portents of the same.

॥ श्री गणेशाय नमः ॥

॥ अथ कालज्ञानप्रकरणम् ॥

(ATHA KALJNĀNAPRAKARAṆAM)
(The Knowledge of Death Related to Time)

अथाष्टभिः स्थानैः आमय परीक्षणम्

रोगाक्रान्तशरीरस्य स्थानान्यष्टौपरीक्षयेत्।
नाडीमूत्रमलंजिह्वा शब्दस्पर्शश्चरूपदृक् ॥ १ ॥

आठ स्थानों से रोग का निदान करते हैं-

देव स्मरण के बाद, रुग्ण शरीर का आठ स्थानों के द्वारा रोग परीक्षण या निदान करते हैं। दोष धातु मल मूलं ही शरीरम्। वात, पित्त, कफ दोष हैं। रस, रक्त, मांस, चर्बी, हड्डी, मज्जा, शुक्र ये धातु हैं (धातवो देह धारणात्) (दूषयन्तीतिदोषाः) (मलिनीकरणात्मलात्)—जो शरीर में मलिनता उत्पन्न करे उसे मल कहते हैं। आयुर्वेद ने दोष, धातु, मल को ही शरीर माना है। रोग से ग्रसित व्यक्ति के शरीर का नाड़ी ज्ञान द्वारा,मूत्रपरीक्षण द्वारा, मल परीक्षण द्वारा, जिह्वा देखकर, शब्द द्वारा, पूछकर, स्पर्श या अन्य स्थानों को दबाकर, छूकर, रूप को देखकर, नेत्र को देखकर, रोग का निश्चय वैद्य को करना चाहिये ॥ १ ॥

Examining Eight limbs to ascertain disease.

As per Ayurveda, a physician should investigate the disease of the patient by feeling his pulse to know about wind, gall and phlegm. He should also examine urine and stool. The physician must see the patient's tongue and enquire about his trouble and should touch and press the different parts of the body and should take care to examine his eyes and face.(1)

दर्शनंस्पर्शनंप्रश्नैर्व्याधेर्ज्ञानंत्रिधामतम् ।
दर्शनान्मूत्रजिह्वाद्यैःस्पर्शनान्नाडिकादिभिः ॥
प्रश्नैर्दूतादिवचनादिति त्रेधातदुच्यते ॥ २ ॥

देखना, छूना, प्रश्न करना, इन तीन विधियों द्वारा रोग का ज्ञान किया जाता है। अर्थात् मूत्र, जिह्वा परीक्षण एवं दर्शन से, वातिक, पैत्तिक, श्लैष्मिक, द्वन्द्वज एवं सन्निपातिक रोगों का लक्षण बोध होता है। वात-वायु प्राण, उदान, समान, व्यान, अपान ये पाँच प्रकार की

वायु हैं। पित्त-यथा पाचक, भ्राजक, आलोचक, साधक, रञ्जक ये पाँच प्रकार के पित्त हैं।

श्लेष्मा—कफ क्लेदक, अवलम्बक, बोधक, तर्पक, श्लेषक ये पाँच प्रकार की श्लेष्मा हैं। दो दोषयुक्त रोग द्वन्द्वज तथा तीनों दोषयुक्त रोग सन्निपातिक होते हैं। सुखसाध्य रोग, कृच्छ्रसाध्य, असाध्य रोगों का ज्ञान दोष से होता है। जो रोग सामान्य चिकित्सा द्वारा ठीक हो जाते हैं वह सुखसाध्य हैं। जो रोग अधिक चिकित्सा द्वारा कठिनाई से ठीक होते हैं वह कृच्छ्रसाध्य हैं। जो तमाम प्रकार की चिकित्सा द्वारा नहीं ठीक होते वह असाध्य हैं, वह रोगी को शीघ्र ही कष्ट देकर समाप्त कर देते हैं। इन तीनों प्रकार के रोगों का ज्ञान, नाड़ी द्वारा, नाड़ी की गति पहचान कर, स्पर्शज्ञान द्वारा तथा दूत वाक्य द्वारा लक्षण बोध करना चाहिए। अत: रोग ज्ञान हेतु उपर्युक्त विचार आवश्यक हैं॥ २॥

दर्शनस्पर्शनप्रश्नैः परीक्षेताथरोगिणाम्।
रोगं निदानपूर्वरूपलक्षणोपशयाप्तिभिः॥

(चरक संहिता)

नेत्र जिह्वा आदि देखकर, नाड़ी आदि स्पर्श कर, पूछकर रोगी की परीक्षा करनी चाहिए और निदान पूर्व रूप, लक्षण, उपशयानुपशय और सम्प्राप्ति समझकर रोगी की परीक्षा वैद्य करें।

नाडी जिह्वास्यमूत्राणां परीक्षां यो न विन्दति।
मारयत्याशु जन्तून हि स वैद्यो न शोभनः।

(सु.सं.)

जो उक्त श्लोकानुसार रोगी का रोग परीक्षण नहीं करता वह वैद्य रोगी का प्राण नाश कर देता है। उसे वैद्य नहीं कहा जा सकता।

Diseases are caused by a disorder or abnormality of either wind, gall or cough. Sometimes two of these become abnormal simultaneously and sometimes all the three are found faulty at the same time. In the first case the disease gets cured after prolonged treatment. In the third case the disease is said to be incurable and it is the case of delirium. (2)

अथ जिह्वा परीक्षणमाह

जिह्वापरीक्षाक्षिमूत्रपरीक्षा च पृथक् पृथक्।
कथयामि समासेन लक्षणं मुनि भाषणात्॥ ३॥

अब जिह्वा परीक्षा कहते हैं। जिह्वा, नेत्र, मूत्र की परीक्षा का ज्ञान रोग निर्णय के लिये अलग-अलग आयुर्वेदज्ञों ने संक्षेप में बताया है॥ ३॥

In Ayurveda, scholars have given separate guidelines for the examination of the tongue the eyes and urine, to ascertian disease. (3)

जिह्वापीताखरस्पर्शस्फुटिता मारुताधिके।
रक्ताश्यावाभवेत्पित्ते कफात् शुक्लाद्रबाघना॥ ४॥

वायु की विकृति से, रोगी शरीर में वायु की अधिकता से जिह्वा का रंग पीला होता है तथा छूने में यह रूक्ष, खुरदुरी एवं फटी-फटी सी होती है। पित्त विकृति एवं अधिकता से जिह्वा थोड़ी लाल तथा किञ्चित् काले वर्ण की हो जाती है। इसी प्रकार कफ विकृति एवं अधिकता से जिह्वा सफेद, मैली, मोटी तथा गीली हो जाती है॥ ४॥

The deformed wind, if in excess in the body of the diseased, makes the tongue pale, rough, fissured, and uneven to the touch. Bile deformity and bile excess makes the tongue a little red or a bit black. Similarly abnormal and excessive phlegm causes the tongue to become white, dirty, a bit fatty and wet. (4)

कृष्णा सकंटका शुक्ला सन्निपाताधिकेमता।
मिश्रिते मिश्रिताज्ञेयारिष्टे लक्षणवर्जिता।
मनुष्याणां भवेद्घोरा जिह्वा विषविसर्पिणि॥ ५-६॥

वात, पित्त, कफ, तीनों की विकृति में रोगी की जिह्वा काली, कंटक युक्त एवं श्वेत वर्ण की हो जाती है। कभी-कभी मिले लक्षण होने पर लक्षण रहित भी हो जाती है, पर विकृति अवश्य रहती है। रुग्ण मनुष्यों की जिह्वा कभी-कभी बड़ी होकर मुख से बाहर निकल जाती है और विषम अवस्था प्राप्त कर उलट जाती है। ये सब लक्षण रोगी के असाध्यावस्था में प्राप्त होते हैं तथा मृत्युकारक होते हैं॥ ५-६॥

In the case of simultaneous abnormality, that is, in the case of 'Sannipāt', the tongue of the patient becomes blackish, thorny and of white colour. Sometimes it does not possess the said symptoms, but in any case abnormality remains. Sometimes the tongues of such patients become bigger and protrude from the mouth and turn upside down. This state is invariably fatal. (5-6)

अन्यच्च—

वातेनस्फुटिता जिह्वा सुप्ताशाकदलोपमा।
सरक्ताकंटकापित्तं श्लेष्मणा सुप्त लिप्तका।
मिश्रलिङ्गे द्वन्दजा च सर्वैः सर्व्वं विभावयेत्॥ ७॥

और भी—

अन्य लक्षणों में, वात दोषों में, जिह्वा जगह-जगह से फट जाती है, शून्य हो जाती

है, रोगी जिह्वा में सूनापन बताता है। उसे ऐसा लगता है कि शाक का समूह मुख में रख दिया गया है, रस ज्ञान नहीं होता।

पित्त दोष में लालिमा युक्त कड़ी काँटों जैसी जिह्वा हो जाती है। मुख में चुभने लगती है। कफ दोषों में स्पन्दन रहित, हिलाने चलाने में असमर्थ हो जाती है। दो दोषों से संयुक्त होने पर दोनों के चिह्न जिह्वा पर मिलते हैं। तीनों दोषों से दूषित होने पर थोड़े-थोड़े तीनों के चिह्न मिलते हैं॥ ७॥

Furthermore.

When the tongue of the patient becomes insensate and fissured all over, and the patient does not feel any taste, and complains of blankness in his tongue, this shows that the disease is due to wind.

In case of bile distortion the tongue is found to be reddish, hard as prickles and feels pricklish in the mouth. In phlegm abnormalcy, the tongue becomes insensitive and virtually immobile.

It is noteworthy that when two disorders, such as vitiated gall and wind, or wind and phlegm, or gall and phlegm combine together they leave their respective symptoms on the tongue and when the deformity is due to all three they also leave their symptoms on the tongue. (7)

जिह्वावातात् प्रसुप्तास्फुटितविकसिताशाकपत्रोपमेया।
पित्ताद्रक्तासदाहाभवति च परितः कंटकैर्व्याप्तपरीता॥ ८॥
गुर्वीस्थूला सशीताश्रितबहुल कफा शाल्मलीकंटकाभा।
सर्वैःस्यात् सर्वलिङ्गासितरुधिरवहाचित्रवर्णातिरुक्षा॥ ९॥

और भी—

वात दोषों से जिह्वा किसी भी रस का ज्ञान नहीं कर पाती है (मधुर, अम्ल, लवण, कटु, काषाय, तिक्त ये छः रस होते हैं।)एवं स्थान-स्थान से विदीर्ण, फैली या चौड़ी हो जाती है तथा शाक पत्रों के समान (खरपत्र शेगुन के पत्ते के समान) होती है। पित्त दोषों के कारण रक्त वर्ण की, पीले और जलन युक्त, लाल-लाल काँटों से भरी रहती है। कफ दोषों के कारण जिह्वा भारी, मोटी, शीत, अधिक कफ युक्त तथा सेमल वृक्ष के काँटों के समान माँसांकुरों से व्याप्त रहती है। सन्निपातिक दोष में जिह्वा कफ, रक्तजन्य, शोथ युक्त होकर बढ़कर पक जाती है, अतः यह असाध्य रोगों का ज्ञान कराती है। इसे सुश्रुतसंहिता में अलास भी कहा है। विशेष—ये सब उपर्युक्त लक्षण अन्य रोगों का शरीर में होना, ज्ञान

कराते हुए, स्वयंजिह्वा रोग में भी प्राप्त होते हैं। जैसे जिह्वा का रोग—उपजिह्विका (RANALA) कफ रक्त के कारण उत्पन्न जीभ के अग्रभाग के समान शोथ जिह्वा को ऊपर उठाकर उत्पन्न होता है। इस रोग में लार का गिरना, कण्डू, जलन, ये लक्षण पाये जाते हैं ॥८॥ ९॥ सुश्रुतसंहिता निदान-अ० १६, श्लोक ३७,३८,३९ चरक सं० सू० अध्याय १८, श्लोक १९। चरक चिकित्सा अ० १२॥ अष्टाङ्ग हृदय उ० अध्याय २१॥

Furthermore.

The distortion of the tongue due to gall or phlegm or wind, as also due to two faults together or three faults together has been described earlier. In Sushruta Shaṃhitā, the combined three-way distortion has been called 'Alāsa' or 'Comā'. This gives a clue to other diseases in the body. Besides, these are also symptoms of tongue disease such as upajihvikā (Ranal). In this disease, drooling, burning sensation, insensitiveness etc. appear. (8-9)

अथ नेत्र परीक्षामाह

अरुणं धूम्रवर्णञ्च सरौद्रञ्च सचञ्चले।
अभ्यन्तरे कियद्दाहं वाते नेत्रं तदुच्यते ॥ १०॥

नेत्र की परीक्षा या निदान करते हैं—

वात विकृति में नेत्र का रंग लाल, धुंए के रंग का और भयानक, जैसा क्रुध्द-सा उग्र प्रतीत होना, चञ्चलता युक्त नेत्र का होना, अन्दर नेत्र में कुछ-कुछ जलन होना, ये सभी लक्षण वात रोगों में पाये जाते हैं ॥ १०॥

Examination of Eyes

In wind distortion, the eyes appear red, of a smoke colour and fierce. The eyes are restless, and have a slight burning sensation inside the orb. These are the symptoms of diseases due to wind. (10)

हरिद्रापीत संकाशं रक्तं वा नीलवर्णकम्।
दीपद्वेषी ससन्तापं पित्तेनेत्रं तदुच्यते ॥ ११॥

पित्ताधिक्य या पित्त दोषों के कारण नेत्र हल्दी के समान पीला, लाल या नीले रंग का हो जाता है और कभी-कभी इन सभी रंगों से युक्त भी रहता है। दीपक के समक्ष देखने से पीड़ा एवं विचित्र कष्ट होता है ॥ ११॥

In the case of gall abnormality, the eyes become a turmeric pale yellow, or red or bluish and sometimes all these hues are found combined. Pain and a weird agony is felt upon seeing a lamp.(11)

सजलं विह्वलं श्वेतं ज्योर्तिहीनं सचञ्चलम्।
वीक्ष्यते मन्दमन्दञ्च तच्चक्षुः कफजं विदुः ॥ १२॥

कफ की अधिकता या दोषों के कारण नेत्र से पानी अधिक गिरता है, उसका रंग श्वेत हो जाता है। आँख की चमक नष्ट हो जाती है। चञ्चलता रहती है। धुँधलापन दिखाई देता है, गुरुता या भारीपन आ जाता है॥ १२॥

In case of excess phlegm, the eyes water profusely and their colour becomes white and there is no sparkle in them. The vision becomes hazy and heaviness is felt in the eyes. (12)

अन्यञ्च—

नेत्रं धूम्रं सजलमलिने रात्रिपीतेन तुल्यम्।
नीलंदीपासहत्वं सरुधिरमसितं दाहयुक्ताश्चपित्ते॥ १३॥
मन्दं मन्दं च पश्येत् ससित जलमतःकान्तिहीनंकफात्तु।
ज्ञेयं द्वन्द्वाद्विलिङ्गं त्रिमलजनयनं श्यामभुग्नं सरौद्रम् ॥ १४॥

और भी—

वात में नेत्र धुएँ के रंग के, रूखा या रुक्ष, जल बिन्दुओं से युक्त, हरिद्रा के समान पीत वर्ण का होता हैं। पित्त की अधिकता से नीले रंग का, दीपक देखने में असह्य, काले रंग का, लाल वर्ण मिला हुआ, दाह, जलन एवं खाज युक्त होता है। कफाधिक्य में मन्द-मन्द दिखना,श्वेतवर्णता, जलाधिक्य चमक रहित गदला होता है। दोनों दोषों में दो के मिश्रित लक्षण तथा तीनों दोषों में तीनों मिश्रित लक्षण के साथ काला रंग और भुग्न (फैला एवं टेढ़ा-मेढ़ा)भयानक लगता है। रोगी को अत्यधिक कष्ट देता है तथा कृच्छ्र साध्य होता है॥ १३-१४॥

Furthermore.

When the eyes become of a smoke colour, arid and full of water drops, the symptoms reveal a disease caused by wind. In the case of bile abnormalcy the eyes become bluish, mixed with red and black at the corners and are painful, burning, itching and photophobic. In abnormalcy of phlegm the eyes are whitish and vision is dim; such eyes are also profusely full of water. When two faults are mixed, symptoms of both are seen. When three faults are mingled, symptoms of the trio are visible in the eyes and the eyes look blackish and the patient feels great pain. In such cases the eyes look wide and crooked and appear terrifying. Such a disease is difficult to cure. (13-14)

अन्यञ्च—

शुक्ले कफेऽक्षिणी ज्ञेये रक्तपित्ते सपीतके।
रुक्षे धूम्रे तथा वाते सुस्थे पद्मदलोपमे॥ १५॥
श्यावं निर्भग्नसंकाशं तंद्रा मोहसमन्वितम्।
सरौद्रं रक्तवर्णञ्च भवेच्चक्षुस्त्रिदोषजम्॥ १६॥
एक चक्षुर्यदारौद्रमुन्मीलतिनिमीलति।
त्रिभिर्दिनैर्विजानीयात् स याति यम मन्दिरम्॥ १७॥
काज्योतिर्विहीनञ्च गताभ्यन्तर लोचनम्।
मन्ददृष्टि विशेषेण काल प्रायस्तमादिशेत्॥ १८॥
एकचक्षुरचैतन्यं विभ्रमं स्फुरणं न च।
दिनैकेन विजानीयात्तस्य मृत्युर्न संशयः॥ १९॥

और भी—

नेत्र कफ दोष के कारण श्वेत, पित्त दोष के कारण लाल एवं पीत वर्ण, वायु के दोष के कारण धूम्र एवं रुक्ष या रुखापन लिये हुये जड़ता युक्त, कमल के पुष्प के दलों के समान होते हैं। सन्निपात या दोषाधिक्य में नेत्र काले वर्ण का, अन्दर की तरफ दबा, झुका तथा टेढ़ा दिखता हुआ, आलस्य एवं भ्रम युक्त, देखने में भयानक या डरावना-सा एवं रक्त वर्ण का होता है। सन्निपात लक्षणों वाला एक नेत्र से जो मनुष्य बार-बार भयानक रूप से देखता एवं बन्द करता है वह रोगी तीन दिन के अन्दर यम के यहाँ जाता है, मृत्यु को प्राप्त करता है। नेत्र काला होकर ज्योति रहित हो और नेत्र अन्दर कोटर में चला जाय, दृष्टि में मन्दता आ जाय तो उसकी मृत्यु आ गई है ऐसा समझना चाहिये। यदि एक नेत्र चेतना रहित हो जाय, इधर-उधर घूमें नहीं, पलक गिरे उठे नहीं तब एक दिन में वह मरेगा इसमें कोई सन्देह नहीं॥ १५-१९॥

Furthermore.

The symptoms apparent in the patient's eyes, caused by wind, bile and phlegm seperately or by two of them mingled together or by the trio together, have been explained previously. In continuation, symptoms of the fatal condition are now being mentioned. A patient is expected to meet his death within three days when he opens and shuts one eye again and again horribly. When the eyes of the patient become black, lightless and are shrunk inside the sockets it is a sign of the patient meeting death. A patient will die shortly, within a day, when his one eye loses sensation and does not move and when the eye lids do not lift or drop. (15-19)

अथ नासिका परीक्षा

शुक्ला शुष्का गुरुश्यावा लिप्त लुप्ता च नासिका।
नासिका मंड विकृता संवृतापित्तकाचिता।।
उच्चा वा स्फुटितास्थानान् मरणाय भवेन्नृणाम्॥ २०॥

जब नासिका श्वेत वर्ण या श्याम वर्ण या शुष्क या मोटी या वक्र, टेढ़ी-मेढ़ी और बैठ जाय तथा गन्ध का ज्ञान न होवे (घ्राणेन्द्रिय का नाश), जगह-जगह से फट जाय, पीड़ा के साथ फोड़े उत्पन्न हो जायँ, श्याम या रक्त वर्ण के हो जायँ तो ये व्यक्ति को मार डालते हैं। इन लक्षणों से मृत्यु लक्षण जाने जाते हैं॥ २०॥

Examination of nose.

The symptoms of death are explicit on the nose when the nose becomes whitish or blackish, dry, fat or oblique and loses the smelling power and has cracks and painful sores appearing on it in red or blackish colour. (20)

अथ मूत्र परीक्षा

पश्चिमेरजनीयामे घटिकायाश्चतुष्टये।
उत्थाय रोगिणां वैद्यो मूत्रोत्सर्गन्तुकारयेत्॥ २१॥
आद्यधारां परित्यज्य मध्यधारासमुद्भवम्।
शुभ्रेकाञ्चमये पात्रे धृत्वा मूत्रं परीक्षयेत्॥ २२॥
संगृह्य रोगिणोमूत्रं सूर्य्यरश्मिषु धारयेत्।
तस्यमध्ये क्षिपेतैलं ततो रोगं विचारयेत्॥ २३॥

रात्रि के उत्तरार्ध, द्वितीय प्रहर में, चार घड़ी रात्रि बचे रहने पर (अर्थात् रात्रि के तीन या चार बजे के मध्य में) वैद्य रोगी को जगाकर पेशाब कराये तथा कुछ मूत्र निकल जाने के बाद का मूत्र लेकर साफ शीशी में भरकर रखे। पुनः उस मूत्र को धूप में रखकर तैल की बूँद डाले एवं रोग का निश्चय करे। यदि तैलबिन्दु मूत्र में डालने पर फैले नहीं, तो रोग जाने, यदि शीघ्र ही पानी में फैल जाय तो निरोग जाने। (२१-२३)

Urine examination

A physician should awaken the patient in the night between 3 a.m. to 4 a.m. He should ask the patient to urinate and the urine of the middle flow (the beginning and finishing streams of urine should not be taken) should be taken and kept in a clean bottle and kept in the sun. He should put a drop of oil in it. If the oil dropped in the bottle of urine does not spread, then there is some disease present but if the oil spreads, as in water, there is no disease. (21-23)

पित्तेनपाण्डुरंमूत्रं स फेनं कफ रोगिणाम्।
रक्तवर्णं भवेत् वातेद्वन्द्वजे मिश्रितं भवेत्।
सन्निपाते तु कृष्णं स्यात् एतत् मूत्रस्य लक्षणम्॥ २४॥

पित्त की अधिकता या विकृति में श्वेत, लाल, पीला एवं मिश्रित रंग का मूत्र होता है। वात की विकृति में रक्तवर्ण तथा कफ के दोष में मूत्र फेन युक्त या फेनिल होता है। दो दोषों में दो रंग का तथा सन्निपातिक में मूत्र काले रंग का होता है। ये उपर्युक्त रंग एवं लक्षण रोगियों के मूत्र में पाये जाते हैं॥ २४ ॥

A white, red, yellow or mixed colour of urine reveals abnormalcy of bile in the body. In case of defects in phlegm the urine becomes foamy and in wind defects the urine becomes reddish. Two faults together make the urine bicoloured and defect in all three (bile, wind and phlegm) turn the urine black. (24)

अन्यच्च—

अच्छं च रुक्षश्च सितश्च वातादुष्णारुणं पीतमथोऽतिपित्तात्।
स्निग्धं घनं शुक्लतरंकफाच्च मिश्रैस्तुमिश्रं सकलस्यचिह्नम्।
वातेन मण्डं वन्धातिपित्तेन बुद्बुदायते।
कफेन बिन्दुमायाति निमज्जति त्रिदोषके॥ २५॥

और भी—

वाताधिक्य में मूत्र निर्मल (स्वच्छ)एवं रुक्ष (खरापन युक्त) शीत वर्ण का होता है। पित्ताधिक्य में उष्ण एवं रक्त मिश्रित वर्ण तथा पीतिमा युक्त होता है। कफाधिक्य में स्निग्ध (चिकना),सान्द्र (गाढ़ा, तमाम पदार्थों से युक्त), अत्यन्त सफेद रहता है। त्रिदोषाधिक्य में, सबों के मिले चिह्न होते हैं। वात में मूत्र माँड़ के सदृश गाढ़ा एवं जमा हुआ होता है। पित्त में बुद्बुदाकार एवं कफ से मूत्र में छोटे-छोटे बिन्दु तथा सन्निपात में मूत्र में तैल मिला होता है। इस प्रकार का मूत्र रोगी को निकलता है॥ २५॥

Furthermore.

In cases of excessive wind, the urine is clean and roughly white. In excessive bile the urine is warm, reddish and yellow in colour and in cases of phlegm abnormalcy the urine is found to be smooth (syrupy), thick (full of debris) and very white. In 'Tridosha' (Phlegm, bile and wind combined) the urine is seen with all the signs of the three and is oily in appearance. (25)

भद्रपीठपृथुकदर्पण पद्मछत्रशंख स चामर वीणः।
कुण्डलाकृतियदिभवेतैलं रोगिणो हि यस्यसतुसाध्यः॥ २६॥

मूत्र में तैल बिन्दु परीक्षण—

जिस रोगी के मूत्र में तिल तैल डालने पर भद्राकार चित्र बनता है (काठ के पीढ़े पर यज्ञ में चित्र बनाया जाता है), चिउड़ा का आकार बनता है या दर्पणाकार बनता है या कमल पुष्प सदृश आकार बनता है, या शंख, छत्र, चामराकार बनता है या कुण्डलाकार (कान के कुण्डल के समान) या वीणा की आकृति बनती है, तो रोगी के रोग को साध्य रोग जानना चाहिए अर्थात् रोगी शीघ्र निरोग हो जायेगा ॥ २६॥

Investigation of Oil drop in urine.

When oil of sesamum is dropped into the patient's urine and there appears in the urine the benedictory sign()or shapes resembling either Chiuṛā (rice parched and beaten flat), either lotus flower, or a conch shell, or earrings, the disease is easily curable and the patient will recover soon. (26)

पक्षि कूर्म वृष सिंह शूकरैः सर्प वानर विडाल वृश्चिकैः।
कुक्कुटैश्च सदृशन्तु रोगिणो यस्य मूत्रपतितं स गतायुः॥ २७॥

जिस रोगी के मूत्र में तैल डालने पर यदि पक्षी, कछुआ, बैल, सिंह, शूकर, सर्प, वानर, बिल्ली, बिच्छु, मुर्गा के समान आकृति या चिह्न बनता हो, तो वह रोगी शीघ्र ही मृत्यु को प्राप्त हो जाता है॥ २७॥

The patient's condition is serious and near to death when it is found that on dropping oil in his urine it spreads in the shape of bird, or tortoise or ox, boar, serpent, monkey, cat, scorpion or a cock. (27)

श्वेतधारा महाधारा पीतधारा तदाज्वरः।

रक्तधारा दीर्घ रोगः कृष्णा च मरणं ध्रुवम्॥
सौवीरेण समंशस्तं मातुलिङ्ग समप्रभम्।
पानीयस्यसमंमूत्रं अपक्करसतो भवेत्॥ २८॥

जब मूत्र की धारा श्वेत एवं तीव्रता तथा पीतता युक्त हो तो ज्वर रोग जानना चाहिए। यदि रक्तधारा हो तो दीर्घ रोग होता है। काली या कृष्णा धारा होने पर मृत्यु निश्चय समझें। यदि सिरका के समान धारा हो तो उत्तम एवं विजौरा नीबू के समान धारा हो तो शुभ लक्षण मानना चाहिए। पानी के समान मूत्र होने पर रस विकृति समझना चाहिए॥ २८॥

When the urine flow is swift and white and yellowish in colour, it is a symptom of fever; a redish flow indicates chronic disease. A black urine flow is fatal. A vinegar colour or a lemon colour is good. A watery flow indicates dyspepsia. (28)

अधोबहुलमारक्तं मूत्रमालोक्यते यदा ।
वदन्तीतदतीसार लिंगन्तुलिङ्गवेदिनः॥
जलोदरसमुद्भूतं मूत्रं घृतकणोपमम्॥
आमवाते वसातुल्यं तक्रतुल्यं तु जायते।
वातज्वर समुद्भूतं मूत्रं कुंकुम पिंजरम्॥
मलेनपीतवर्णं च बहुलं च प्रजायते॥ २९॥

यदि मूत्र के मध्य में रक्त बहुलता हो तो, वैद्य अतिसार रोग का निर्णय समझे। यदि मूत्र में घृत कण के सदृश वस्तु निकले तो जलोदर रोग जानें। आमवात (RHEUMATISM) में मूत्र में वसा (चर्बी) की मात्रा रहती है एवं मट्ठा (तक्र) के समान मूत्र निकलता है। वात ज्वर रोग में मूत्र केशर के रंग तथा पीत रंग सदृश होता है। मल दोष में मूत्र पीतवर्ण एवं अधिक मात्रा में होता है॥ २९॥

Diarrohoea or Dysentry is diaganosed when the urine has blood in it. The presesce of a clarified butter-like substance in the urine indicates dropsy. In the urine of a patient of rheumatism fat is in abandance and a buttermilk like urine comes out. In fever caused by wind, the urine has a yellowish colour. In the defects pertaining to excrement or faeces the urine is yellow and comes out in abundance. (29)

पीतमच्छं च जायेत मूत्रं पित्तोदयेसनि।
समधातौपुनः कूपजलतुल्यं प्रजायते॥ ३०॥
मूत्रञ्चकृष्णतां याति क्षयरोगाकुलस्यच।
क्षयरोगोभवेद्यस्य तमसाध्यं विनिर्दिशेत्॥ ३१॥
ऊर्ध्वं पीतमधोरक्तं मूत्रं वैद्यवरस्तदा।
पित्तप्रकृति सम्भूतं सन्निपातस्यलक्षणम्॥ ३२॥

पित्ताधिक्य में पीत और स्वच्छ अर्थात् निर्मल मूत्र निकलता है तथा समधातु में कूप जल के समान, क्षयरोग से ग्रस्त मनुष्य में (TUBERCULOSIS) कृष्ण वर्ण का मूत्र होता है और वह असाध्य होता है। उर्ध्व भाग में पीत और मध्य मूत्र में रक्त दिखने पर वैद्यवर पित्तप्रकृति सम्भूत सन्निपात व त्रिदोष लक्षण निदान करते हैं॥ ३०-३२॥

A physician diagnoses delirium or collusion of bile, phlegm and wind when he sees that the urine is yellow in its upper layer and red in the middle. This is due to excessive bile. The urine of a tuberculocsis patient is blackish and in such a condition the disease is incurable. Urine in the case of bile excess *sians-delirium* is clean abundant and yellow. (30-35)

यस्येक्षुरस संकाशं मूत्रनेत्रे च पिंजरे।
रसाधिक्यं विजानीयान्निर्दिशेतस्य लंघनम्॥ ३३॥
पीतं च बहुलं चैव आमवातात्प्रजायते।
रक्तं स्वच्छं च यन्मूत्रं तज्ज्वराधिक्यलक्षणम्॥ ३४॥
धूम्रवर्णं यदामूत्रं ज्वराधिक्यं वदेत्तदा।
कृष्णमच्छं च जानीयात् सन्निपात ज्वरोद्भवम्॥ ३५॥

जिस रोगी मनुष्य का मूत्र गन्ने के रस के समान हो एवं नेत्र पिंजर (पीला) वर्ण का हो तो, रसाधिक्य जानकर उपवास करावे। पीत वर्ण एवं बार-बार मूत्र होने से आमवात रोग, रक्त वर्ण एवं साफ मूत्र होने से ज्वराधिक्य लक्षण जानें। धूम्र वर्ण मूत्र से ज्वराधिक्य, कृष्ण वर्ण एवं स्वच्छ मूत्र से सन्निपात ज्वर लक्षण जाना जाता है॥ ३३-३५॥

A physician should advise the patient to keep a fast when his urine is found to be of sugar cane juice and his eyes yellow. Frequent urinating coupled with yellow colour urine is the symptom of torpor of the bowels combined with flatulence. Reddish and clean and also smokey hued urine is the signs of high fever. Clean and blackish urine is the symptom of delirium or collusion of bile, phlegm and wind.

पीतं तथोपरि कृष्णच्छायं बुद्बुद संयुतं।
मूत्रं प्रसूति दोषेण संशयोनात्र वैद्यराट॥ ३६॥
आपीत रक्त फेनाधिमस्तु चेक्षुरसोपमम्।
पित्तेऽनिले कफे मूत्रं निरामे च ज्वरेभवेत्॥ ३७॥
तैल बिन्दुर्यदामूत्रे विकारान् कुरुते स्वयम्।
स्वरूपं तस्य वक्ष्यामि शुभाशुभ चिकित्सितम्॥ ३८॥

पीत तथा उपरिभाग में कृष्ण एवं बुद्बुदाकर मूत्र होने से प्रसूति रोग तथा पित्ताधिक्य

से पीत वर्ण एवं वाताधिक्य से रक्त तथा कफाधिक्य से फेनयुक्त निराम से दही के पानी के समान, कभी-कभी नीबू के रस के समान, ज्वर से गन्ने के रस के समान होता है। यदि मूत्र में तैल-बिन्दु सदृश होने से, शुभाशुभ चिकित्सा का आगे वर्णन है ॥ ३६-३८ ॥

Symptoms of pregnancy - related ailment is seen in urine when it is yellow and blackish in the upper layer and with bubbles. In an excess of bile, wind and phlegm the urine is yellow, red and foamy respectively, and like the watery portion of curd and occasionally like lime juice. In fever urine is like the juice of sugar cane. Hereafter the treatment is started when the urine is found to be oily. (36-38)

चिकित्सकैः कूर्म्महलं सौरभाकृतिजं भुजं।
करभं मंडलं कोलं असाध्यं सैव लक्षणम् ॥ ३९ ॥
चतुः पंथं त्रिपंथश्च द्विपंथश्चैव दृश्यते।
एकपंथं यदा विन्दु मृत्युस्तस्य न संशयः ॥ ४० ॥
शस्त्रं खड्गं धनुर्दण्डं मुसलं वज्र शूलकं।
लकुटाकारं यदातैलं तत्क्षणं बावशानिकम् ॥ ४१ ॥

कच्छप, हल, बछड़ा, भुजा, हस्ति शुण्ड, शूकर इनके सदृश या तुल्याकृति मूत्र होने पर रोगी को असाध्य, चिकित्सक समझें। चार भाग, तीन भाग, दो भाग, एक भाग, पथ वाला मूत्र निकलने पर रोगी की मृत्यु होती है। और शस्त्र, तलवार, धनुष, दण्ड, वज्र, शूल, मूसल एवं दण्डाकार मूत्र होने पर भी मृत्यु होती है ॥ ३९-४१ ॥

If the patient's urine is in the shape of a tortoise, a plough, a calf, or an aum, the trunk of an elephant or a boar, then the physician ought to consider the disease incurable. A flow in four parts or two parts or a single (unbroken) flow predicts the death of the patient . Death is also possible when the urine is like a sword, bow, stick, a vajra (belt or spear) or a pestle. (39-41)

हंस कारण्ड सम्पूर्णं तडागंदृश्यते यदा।
पद्मरूपं फलाकारं तैल मात्रं प्रजायते ॥ ४२ ॥
सर्वदा सकलं गात्रं प्रसादं गजच्चामरम्।
छत्रं च तोरणं चैव तैल विन्दुश्चिरायुषम् ॥ ४३ ॥

हंस, बत्तख, तालाब तुल्य तथा कमलाकार एतादृश एवं सब समय में शरीर, गृह, गज, चामर, छत्र, तोरणाकार मूत्र में तैल बिन्दु निक्षेप पर, मनुष्य लम्बी आयु तक जीता है ॥ ४२-४३ ॥

A man's life is supposed to be long when after dropping

oil in his urine, it takes the shape of a dove, lotus, elephant, a house or an umbrella. (42-43)

तैल विन्दुर्यदा मूत्रे चालिनि छिद्र सन्निभः।
शाकिन्या गोत्र देव्याश्च द्वयोर्दोषसमुद्भवः ॥ ४४ ॥
मूत्र मध्ये यदातैलं पुरुषाकारश्च दृश्यते।
गृहदोषश्च देव्याश्च विजानीयात् विचक्षणः ॥ ४५ ॥
मूत्रमध्ये यदातैलं मण्डलं बन्धयेत्ध्रुवं।
निर्दोषश्च ततो ज्ञात्वा औषधं चैव कारयेत् ॥ ४६ ॥

रोगी के मूत्र में तैल बिन्दु चलनी के छिद्र सदृश होने पर, शाकिनी एवं गोत्र दोष जानें इससे रोग होता है। यदि मूत्र में तैल बिन्दु डालने पर, मनुष्याकृति बनने पर, गृह एवं देवी के दोष से रोग होता है, यदि मूत्र में तैल डालने पर मण्डलाकृति बने तो निर्दोष समझकर वैद्य चिकित्सा करें ॥ ४४-४६ ॥

Õn dropping oil in the urine of the patient, if it appears as pores in a sieve the disease may be diagnosed as having been caused by a witch or as being hereditary and if it takes the shape of a man, then it is caused by some goddess, but if it takes on a round shape the physician should treat it as the sign of an auspicous house site. (44-46)

तैल विन्दुर्यदामूत्रे त्रिकोणाङ्गं प्रजायते।
शाकिन्या गोत्र देव्याश्च द्वाभ्यांदोष समुद्भवः ॥ ४७ ॥
तैल विन्दुर्यदामूत्रे चालिनी सदृशो भवेत्।
प्रेतव्यंतरयोर्दोषः ध्रुवं ज्ञेयं चिकित्सकैः ॥ ४८ ॥
तैलविन्दुर्यदामूत्रे नराकारं प्रजायते।
गृहदोषश्च देव्याश्च विचार्य्योऽयं विचक्षणैः ॥ ४९ ॥

(अर्थ हेतु ४४,४५,४६ श्लोक देखें।)

(For Translation of Shlokas 44-46 see above)

तैल विन्दुर्यदामूत्रे मंडपं बद्धयेत्ततः।
निर्दोषश्च ततो ज्ञात्वा भेषजं तन्नकारयेत् ॥ ५० ॥
पूर्वस्यां वर्द्धते तैलबिन्दूनां प्रसरोयदि।
आरोगता तदानूनं रोगो नैवायुषो सुधिः ॥ ५१ ॥

मूत्र में तैल बिन्दु निक्षेप पर यदि मंडप सदृश आकार दिखे तो निर्दोष समझना चाहिए। यदि तैल पूर्व दिशा की तरफ बढ़े या बिन्दु फैले तो आरोग्य और आयुवृद्धि जानना चाहिए ॥ ५०-५१ ॥

In case the oil dropped in the urine spreads towards the east or if the drop spreads out it is indicative of recovery and long life. (50-51)

दक्षिणस्यां यदाज्ञेयं तैल विन्दुःप्रसर्प्यति।
कियद्भिर्वासरैस्तस्य मृत्युरेव न शंसयः ॥ ५२ ॥
कौवेरीं वारुणीं चैव तैल विन्दुःप्रसर्प्यति।
आरोग्यं च तदानूनं पुरस्यापि प्रजायते ॥ ५३ ॥
ईशान्यां तैल विन्दूनां प्रसरोयदि जायते।
सजीवेन्मासमेकं तु पश्चाद्याति यमालयम् ॥ ५४ ॥

दक्षिण दिशा में तैल बिन्दु फैले तो शीघ्र मृत्यु, उत्तर तथा पश्चिम दिशा में फैलने पर आरोग्य, ईशान कोण में फैलने पर एक मास में मृत्यु होती है ॥ ५२-५४ ॥

But if the oil dropped in the urine spreads towards the south, death is very near. When the oil drop spreads towards the north or west it is a sign of recovery. When it spreads in a north-easterly direction death is imminent within a month.

प्रसारोयदि तैलस्य नैर्ऋत्यांदिशिमाश्रितः।
सछिद्रश्चभवेन्मूत्रं तस्य मृत्युर्नशंसयः ॥ ५५ ॥
वायव्यां दिशिमाश्रित्य तैलस्य प्रसरो भवेत्।
सरोगी यमगेहे च शीघ्रं क्रोशं करोति सः ॥ ५६ ॥

यदि नैर्ऋत्य कोण में तैल बिन्दु फैले एवं मूत्र में छिद्र दिखाई पड़े तो मृत्यु, वायव्य कोण में फैलनेपर भी रोगी की शीघ्र मृत्यु होती है ॥ ५५-५६ ॥

Death is near when the oil drop in the urine spreads towards the south west and if pores appear in the urine,or also if it spreads northwest wards. (55-59)

Atha Kālajnana Vivaraṇam Vyakhya Syāmah

॥ अथ कालज्ञान विवरणं व्याख्यास्यामः ॥

कालज्ञानंकालयुक्तं शम्भुनायत्रभाषितम्।
मासैःषड्भिरथाऽग्रोक्तै र्ज्ञायते मरणं नृणाम् ॥ ५७ ॥
कालस्तुत्रिविधो ज्ञेयस्त्वतीतो नागतस्तथा।
वर्त्तमानस्तृतीयोन्यस्तं वक्ष्येश्रुणु पुत्रक ॥ ५८ ॥
कालःकलयते विश्वं कालश्च सृजति प्रजाः।
कालःकलयते लोकान् तेन कालो विधीयते ॥ ५९ ॥

कालयुक्त काल का ज्ञान भगवान शंकर द्वारा कहा गया, जिस काल ज्ञान के सम्बन्ध में मनुष्यों के छः मास में मरण का समय शेष रहने पर मृत्यु ज्ञान होता है। वह भूत,भविष्य, वर्त्तमान अर्थात् सृष्टि, स्थिति, विनाश द्वारा तीन प्रकार से ज्ञात होता है ॥ ५७-५९ ॥

Knowledge about the exact time of death has been

enunicated by Lord Shiva - a knowledge which imparts information about one's death when that death is still six months away. Knowledge of time is attained in three ways i.e. (by referring to) the past, present and future in other words creation, (present) situation and destruction. (57-59)

अथ कालप्रशंसा

Atha Kalprashansa

कालःसृजतिभूतानि कालः संहरते प्रजाः।
कालः स्वपति जागर्ति कालोहि दुरति क्रमः॥ ६०॥
कालेदेवाविनश्यन्ति काले चासुरपन्नगाः।
नेरेन्द्राजन्तवः सर्व्वे सर्व्वं काले च नश्यति॥ ६१॥
कालोहि भगवान् विष्णुः स्वयं कालोमहेश्वरः।
ब्रह्मापि कालरूपी च वर्त्तन्ते काल संज्ञया॥ ६२॥

काल से सम्पूर्ण प्राणियों का पालन एवं संहार होता है। वही काल ही सोता एवं जागता है। वह अत्यन्त प्रभावशाली एवं पराक्रमी है। काल के ही उपस्थित होने से मनुष्य, देवता, असुर तथा सभी जीव नाश को प्राप्त होते हैं। काल ही साक्षात् ब्रह्मा, विष्णु, महेश के रूप में विद्यमान है॥ ६०-६२॥

Kala (Time or Death) an epithet of Shiva, nurtures as well as destroys. He is almighly. He is the cause of destruction of men, gods, demons and all other creatures. He is Brahma, Vishnu and Shiva (Creator, Nurturer and Destroyer). (60-62)

काले च फलते वृक्षः काले धान्यं प्रजायते।
काले च द्रवते नारी सोऽपिकालोविधीयते॥ ६३॥
कालेन कृष्णः पिङ्गाक्षो न कालो महिषासनः।
चन्द्रादित्योः स्वरेणैव सोऽपि कालो विधीयते॥ ६४॥
विरंचि दिन मध्येतु पतंतीन्द्राश्चतुर्दश।
सचादिसति मानेषु सोऽपि काले विनश्यति॥ ६५॥

पुनः काल के द्वारा वृक्ष में फल लगता है तथा स्त्रियों में रजोदर्शन होता है तथा धन-धान्य की प्राप्ति होती है। समय के कारण ही काला एवं पीला रंग होता है एवं ब्रह्मा के एक दिन में चौदह इन्द्रों का नाश होता है॥ ६३-६५॥

Time is the cause of trees bearing fruits. It is the cause of women's monthly cycle or course. Time is similarly the cause of riches and prosperity. Black and yellow colours are also due to time, and in a single day of Brahma's life fourteen Indras (King of Gods) get destroyed (as part of the cycle of time). (63-65)

मानुषः शतजीवी च पुरावेदेषु भाषितं।
विकर्म्मणः प्रभावेन शीघ्र काले विनश्यति ॥ ६६ ॥
वर्षा शीतं तथाचोष्णं प्रत्यूषं मध्यमंदिनम्।
अपराह्ने तथा रूपकालः कालेन कथ्यते ॥ ६७ ॥
क्रोध लोभ प्रसंगेन कालः कलति प्राणिनां।
ज्ञानयोग सदाभ्यासैः कालोरक्षति सर्व्वदा ॥ ६८ ॥

मनुष्य की आयु बल वर्ण युक्त एक सौ वर्ष की है यह वेद में कहा गया है। पाप कर्म तथा रोग से वह शीघ्र ही मर जाता है। काल ही वर्षा, शीत, उष्ण, दिन, रात्रि, मध्याह्न, सायं, क्रोध, लोभ द्वारा प्राणियों का नाश करता है एवं योगाभ्यास, ज्ञान, द्वारा सर्वदा रक्षा भी करता है ॥ ६६-६८ ॥

It has been said in the Vedas that man's life normally is of a hundred years duration. It is diseases which bring him premature death. Lord Yama kills a man any time in a day or season but yoga and knowledge protect him also. It is undoubtedly Kāla (Time/Death) which destroys people any time in any season and also due to their propensity for anger and greed. Again, it is Kāla Himself who protects them too, through (The knowledge of) yoga and jñāna (True knowledge). (66-68)

काले पानीयमशनं कालेवीजन्तु वापयेत्।
कालेकर्म्म समुद्दिष्टं विपरीते विपर्य्ययः ॥ ६९ ॥
नाकाले म्रियते कश्चित् नास्ति जीवत्य कालजः।
योयस्मिन्म्रियते कश्चिद्विद्धःशरशतैरपि ॥ ७० ॥
कालप्राप्तस्य कौन्तेय वज्रायन्ते तृणान्यपि!
एकोत्तरं मृत्युशतं ब्रुवते वेद वेदिनः।
तत्रैकः काल संयुक्तः शेषास्त्वागन्तवःस्मृता ॥ ७१ ॥

उपर्युक्त सम्पूर्ण क्रियाएँ काल के वशीभूत हैं। काल के आने पर मृत्यु, न आने पर सौ बार विंधने पर भी रक्षा तथा समय प्राप्त होने पर तृण वज्र तुल्य होता है। इसके अतिरिक्त शेष आगन्तुक काल हैं ॥ ६९-७१ ॥

All the things mentioned earlier are subject to time (Kāla or Yama). When time comes death is inevitable, otherwise nothing on earth can take away one's life. When one's time is up even a tiny straw is as fatal as a thunderbolt. (69-71)

यथा वर्षाप्यकालेषु यथा पुष्पं यथा फलम्।
यथा स्याद्दीपनिर्वापम् काले मरणं तथा॥ ७२॥
जलमग्निं विषशस्त्रं स्त्रियो राजकुलानि च।
अकालमृत्युवोह्येते तेभ्यो विभ्यंति पण्डिताः॥ ७३॥

अकाल में वर्षा, वृक्षों में पुष्प, फल एवं दीप निर्व्वापन तथा मरण, जल, अग्नि, विष, शस्त्र, स्त्री, राजकुल भय होता है, विद्वान् व्यक्ति भी अकाल (काल) से भय खाते हैं॥७२-७३॥

Untimely rain, untimely flowering, fruition and seeding in plants, as also fear of death, water, fire, poison, weapons, arms, women and royal family (The government) are portents of a Kala-mrityu (untimely death). Even learned men are scared of untimely death. (72-73)

अस्तमेति यथावाताद्दीपस्तैलादि संयुतः।
निर्वात रक्षणाद्देही तथैवागन्तु मृत्युभिः॥ ७४॥
ये चाप्यगन्तवः प्रोक्तास्ते प्रशाम्यन्ति भेषजैः।
विविधै र्म्मन्त्र मांगल्यैः काल मृत्युः प्रशाम्यति॥ ७५॥
नायुधौर्विष विप्राद्यैर्नौषधैरार्त्तमश्विनौ।
उपक्रमेयं न भवेद काल मरणं यदि॥ ७६॥

अकाल काल द्वारा तैल से भरा दीप अस्तगत होता है तथा वायु रक्षा रहित होने से प्राणियों की मृत्यु होती है इसे आगन्तुक मृत्यु कहते हैं। ये विविध मन्त्र-तन्त्र-औषधि द्वारा शान्त हो जाते हैं। पर मृत्यु काल प्राप्त होने पर, अश्विनी कुमारों के शस्त्र एवं औषधि भी मृत्यु से बचा नहीं पाते हैं॥ ७४-७६॥

Improper (ill portending) time causes the lamp to extinguish even though being full of oil and humans then die for want of air. This is called "Strange death." These calamities are made ineffectual by medicines, mantras (Hymns) and Tantrik practices. When one's time is up however, then neither medicines nor weapons of the Ashvini Kumaras (i.e. miraculous remedies concocted by the physician of the gods) can save one from death. (74-76)

॥ अथ शरीर रक्षणोपदेशः ॥

Atha Sharira Rakshnopadeshaha

सर्व्वमन्यत्परित्यज्य शरीरमनुपालयेत्।
तदभावेहि भावानां सर्व्वभावः शरीरिणां ॥ ७७ ॥
नगरीनगरस्येवरथस्ये वरथी सदा।
स्वशरीरस्य मेधावी कृत्येष्वेवहितोभवेत् ॥ ७८ ॥
हितमभ्यस्यतः पुंसो ना काले काल दृष्टिना।
संजायते परामर्शोविलोत्साहेन्द्रियायुषम् ॥ ७९ ॥

मनुष्य नित्य ही समस्त कार्यों को छोड़कर शरीर रक्षण करे। इस शरीर के न रहने पर सब शुभ-अशुभ कर्म निरर्थक सिद्ध होते हैं। जैसे नगरवासी नगर की रक्षा एवं व्यवस्था करते हैं तथा रथ हाँकने वाला रथ की रक्षा एवं व्यवस्था करता है, उसी प्रकार बुद्धिमान् व्यक्ति शरीर की रक्षा करते हैं। शरीर हिताभ्यासी पुरुष को अकाल में काल दृष्टि द्वारा, पराक्रम, उत्साह, आयु, बल इत्यादि का ज्ञान होता है ॥ ७७-७९ ॥

A man should take care of his health as his first priority. Without a body a man can do neither noble nor evil work. A man must care for his body just as a city is cared for by the citizens and a chariot by its charioteer. Those who practise for the good of their health are seen to be full of courage, longevity, strength and vigour. (77-79)

अहितानि च संत्यज्य दोषमप्याप्नुयादपि।
तथाप्यानृण मायाति साधूनां सात्मवान्यपि ॥ ८० ॥
हिताहारविहाराणां सदाचारनिषेविणां।
लोकद्वयमपेक्षाणां जीवितममृतायते ॥ ८१ ॥
विदुषान्तः शरीरस्थान् नित्यं सन्निहितानरीन्।
जित्वा वर्ज्यानिवर्ज्यानि चिरंजीवितुमिच्छता ॥ ८२ ॥

हित आहार-विहार तथा सदाचार युक्त जीवन अमृत के समान है एवं चिरंजीवी की कामना वाले बुद्धिमान् जन शरीर स्थित शत्रुओं (दुर्गुणों) को जीत लेते हैं ॥ ८०-८२ ॥

Good food, proper sleep, and good conduct are equivalent to ambrosia. Those aspiring for long life win over the evils of the body. (80-82)

कालाग्निर्जठरेयाति तस्य वाञ्छाचतुर्विधा।
आहार उदकं निद्रा कामं चैव चतुर्थकम् ॥ ८३ ॥
अन्नहीनाद्दहेद्धातुमम्बुहीनाच्चशोणितं ।
कामहीनाद्दहेच्चछुरनिद्रा रोग कारिणी ॥ ८४ ॥

कालरूपी अग्नि के प्राणियों के जठराग्नि में प्रवेश करने पर चार प्रकार की इच्छाएँ होती हैं - आहार, जल, निद्रा और काम का परित्याग। अन्न के अभाव से धातु नाश, जल के अभाव से रक्त नाश, काम के अभाव से नेत्र नाश तथा निद्रा के अभाव से रोग उत्पन्न होता है ॥ ८३-८४ ॥

When death in the shape of digestive fire joins the stomach's digestive fire man begins to feel a desire to give in to food, water, sleep and sex. For want of food dhatu (semen) gets destroyed, for want of water blood refuses to be formed, for want of sex, the eye sight weakens and for want of sleep diseases appear. (83-84)

॥ अथ म्रियमाणलक्षणम् ॥

॥ मृत्यु प्राप्त करने वाले व्यक्ति के लक्षण ॥

Atha Mriyamāṇa Lakshaṇam

आत्माशरीरं श्रुत्युक्तमंतरात्मामनोभवेत्।
परमात्माभवेत्प्राणः पञ्चतत्वानिधारयेत्॥ ८५॥
वर्णहीनं यदात्मानं पश्यत्यात्माकथञ्चन।
नासौजीवतिलोकेस्मिन् कालेनैवावलोकितः॥ ८६॥

श्रुति में वर्णित आत्मा आयुर्वेद के अनुसार शरीर है और अन्तरात्मा मन है। प्राण परमात्मा है जो पञ्चतत्वों को धारण करता है।

यदि कोई आत्मा को वर्णहीन समझता है तो वह जीवित ही मृतक के समान है। यह काल ज्ञान द्वारा भाषित होता है। ८५-८६ ॥

The soul described in 'Shruti' is the body according to Ayurveda and the inner soul is mind. Life is the Almighty, which pertains to the five elements. If any one thinks that the soul does not pertain to the elements, he is supposed to be like a dead person. This is known by knowledge. (85-86)

॥ अथ पाक्षिक मृत्युलक्षणम् ॥

Atha Pakshika Mrityu Lakshṇam

The symptoms of a man due to die in a Fortnight

प्रकृतिस्थः सदाजीवेद् विकृतिश्चैव गच्छति।
सर्वैकालदृष्टस्तु क्रियते ज्योतिवर्जितः॥ ८७॥
सम्पूर्णो वहते सूर्य्यः सोमश्चैव न दृश्यते।
पक्षेनजायते मृत्युः काल ज्ञानेन भाषितम्॥ ८८॥

पन्द्रह दिन में मरने वाले व्यक्ति का लक्षण—

प्रकृतिस्थ जीव विकृति को प्रात करने पर काल दृष्ट ज्योति वर्जित होते हैं अर्थात् दिन में सूर्य तो सम्पूर्ण रूप से देखता है पर रात्रि में चन्द्रमा नहीं देख पाता है ऐसा व्यक्ति १५ दिन में मृत्यु को प्राप्त करता है। यह काल ज्ञान द्वारा कहा गया है॥ ८७-८८॥

A man devoid of naturality does not foresee death. He can fully see the sun during the day but can not see the moon at night. Such a person meets his end within fifteen days. (87-88)

यस्यवस्त्रे स्वरोगन्धो वा गात्राननयोरपि।
तस्यार्द्धमासिकं ज्ञेयं योगिना देविजीविनम्॥ ८९॥

हे देवि, जिसके वस्त्र, वाणी, मुख एवं अङ्ग से गन्ध निकले, तो वह व्यक्ति योगी होते हुए भी पन्द्रह दिन के जीवन के बाद मृत्यु को प्राप्त करता है॥ ८९॥

O goddess one whose clothes, speech, mouth and parts of body smell, dies within fifteen days even if he is a Yogi (says Shiva to Parvati) (89)

मासेनषड्भिर्म्मासैश्च पक्षेणैव त्रिमासिकम्।
पञ्चरात्रेणमासैकं मृत्योश्चैवहिलक्षणम्॥ ९०॥
उदयः सूर्य्य मार्गेण चन्द्रेणास्तंगतं यदि।
ददातिगुण संघातं विपरीतेविपर्य्ययः॥ ९१॥
चन्द्रोदये यदा सूर्य्यः चन्द्रः सूर्योदये तथा।
अशुभं हानिरुद्वेगः शुभंसर्व्वनिजोदये॥ ९२॥

छः माह, एक माह, तीन माह एवं पाँच रात्रि ये सब मृत्यु योग हैं। यदि सूर्य मार्ग से उदय और चन्द्र मार्ग से अस्त प्राप्ति हो तो शुभ होता है। चन्द्र में सूर्य, सूर्य में चन्द्र उदय होने पर अशुभ योग होता है। हानि उद्वेग एवं निजोदय में शुभ होता है॥ ९०-९२॥

The sixth, first, third and fifth months and five nights are feared for being fatal. It is auspicious if the rising of the sun occurs along the sun path and its setting takes place in the moon's orbit. The rising of the sun in the moon's orbit and vice versa is ominous. In relation to loss, manic disease etc. however this is an auspicious sign. (90-92)

॥ अथ सूर्य्यचन्द्र स्वरलक्षणम्॥

Atha Surya Chandra Svarlakshṇam.

The Symptoms of the Solar - side and lunar-side Breaths.

शुक्लपक्षेभवेद्वामा कृष्णपक्षे च दक्षिणा।
उभयोस्त्रिदिनान्याहुर्दृश्यते चन्द्रसूर्य्ययोः॥ ९३॥
पञ्चभूतात्मकोदीपः शशिस्नेहेन संयुतः।
वातस्यरक्षिता सूर्य्यस्तेन जीवस्थिरोभवेत्॥ ९४॥
आत्मा दीपशिखातेन आयुः स्नेहकलामतः।
कालःकज्जल संभारोवर्तिरेखा तनुस्मृताः॥ ९५॥

सूर्य एवं चन्द्र स्वर का लक्षण—

सूर्य एवं चन्द्रमा का क्रम शुक्ल पक्ष में वाम एवं कृष्ण पक्ष में दक्षिण या दोनों पक्ष में तीन दिन दर्शन होने पर यह पञ्चभूतात्मा दीप, शशिरूप तैल, वायु द्वारा रक्षित सूर्य एतद्वारा जीव स्थिर होते हैं। आत्मा दीप शिखा है एवं आयुर्बल स्नेह कला है और कला कज्जल सम्भार अर्थात् धूम, शरीर वर्तिका ऐसा ज्ञात हुआ॥ ९३-९५॥

The breathing of air keeps the body alive and intact. This breathing takes place through the nostrils. These are known as solar and lunar passages respectively. During the dark fortnight the dark half of the lunar month surya svara occurs through the left nostril and Chandra svara through the right. In the Shukla (light) fortnight the Surya and Chandra svaras occur in the reverse order. The body can be compared to a lamp which emits light when filled with the oil of breathing air. (93-95)

शब्दे स्पर्शे तथा घ्राणे स्वादे रूपे तथैव च।
मनश्चहरते यत्ररह मानस उच्यते॥ ९६॥
तीर्थस्नाने गुरौदेवे ध्याने दाने तपस्सु च।
मनश्च हरते यत्र कर्ता मानस उच्यते॥ ९७॥
कायाभवनमध्येत्ते शान्तिः कर्माणि कारणम्।
मनश्च हरते येन रह मानस उच्यते॥ ९८॥

शब्द, स्पर्श, घ्राण, स्वाद रूप में मन लगने से मन का वेग जाना जाता है। तीर्थ स्नान, ध्यान, दान, तप में मन के सम्पूर्ण रूप से लग जाने पर त्याग जाना जाता है। शरीर के कर्मों में निरत होने पर मन की शरीर में प्रीति जानी जाती है॥ ९६-९८॥

The intention or inclination of mind towards speech, touch, smell, taste or sight shows the impulse of one's mind. Bathing in holy places, meditation, charity and penance are indicative of a renouncing mentality. Actions for the body show love for the body. (96-98)

अथ प्राण संख्या प्रमाणानि

एक विंशतिसहस्राणि शतानि षट् तथैव च।
निशाहे चलतः प्राणाः स च काले विनश्यति॥ ९९॥
कायाभवनमध्ये च मारुतो रक्ष पालकः।
प्रवेशेदशभिःप्रोक्तो द्वादशाङ्गुल निर्ममे॥ १००॥
मनश्चैव स्थिरं कुर्य्यात् मनसा मारुत स्थिरः।

मारुतेन स्थिरं तेजः कालः स दृश्यते तदा॥ १०१॥

रात्रि एवं दिन में २१६०६ बार श्वास की गति शरीर में होती है। वही गति काल के आने पर रुक जाती है। इस शरीर रूपी घर का रक्षक (वायु) प्रथम प्रवेश करने पर दश अङ्गुल प्रमाण का तथा निर्गम समय में १२ अंगुल प्रमाण का होता है। यह वायु मन को स्थिर करता है तथा अभ्यास के द्वारा मन वायु को स्थिर करता है। यही वायु शरीर रूपी अग्नि को भी स्थिर करता है और यह समय के वशीभूत होता है॥ ९९-१०१॥

Exhaling and inhaling take place 21,606 times through a single day and night, but it stops when death comes. Air is the protector of the body. It is measured as 10 times three-fourth of an inch at the time of inhaling and 12 times-three fourth of an inch at the time of exhaling. It is this air which controls the mind, and keeps it stable, and by practice, mind can control air (intake). Breathing also sustains this body like a flame and is completely dependent on time (Kāla). (99-101)

अथ वातादिस्वर लक्षणम्

वातः पित्तं कफश्चैव ज्ञायते धातु दर्शनात्।
भेदाभेद निबंधेन काल ज्ञाने सदा ध्रुवम्॥ १०२॥
गम्भीरश्चभवत्श्लेष्मा स्फुट वक्ता च पित्तलः।
उभाभ्यांहीनतोवातस्तेषांश्च स्वर लक्षणम्॥ १०३॥
त्वरिताङ्गोभवेत्पित्ते वाते चैव तु मंदता।
स्थिरगामीभवेच्छ्लेष्मा गतेरेतच्चचेष्टितम्॥ १०४॥

भेदाभेद युक्त कालज्ञान के सम्बन्ध में वात, पित्त, कफ इन तीनों के द्वारा धातु दर्शन (उसके निर्माण में यही तीनों कारण हैं) के द्वारा निश्चित ज्ञान होता है। कफ प्रकृति का मनुष्य गम्भीर स्वर युक्त एवं पित्त प्रकृति मनुष्य का स्वर स्फुट एवं वात प्रकृति का स्वर अर्थात् दो मिला हुआ होता है। वात में मन्दता, पित्त में शीघ्रता, कफ में स्थिर गति युक्त चेष्टा होती है॥ १०२-१०४॥

In relation to the variance of knowledge pertaining to death, it is said that bile, wind and phlegm, are the roots of a complete knowledge on this matter. The man of phlegmatic nature has a sombre voice and a man of bilious nature has a clear voice but that of a wind nature is a mixture of the two. Wind makes for laziness, bile for quickness and phlegm makes for a static speed. (102-104)

अथ वातादिप्रकृति देहलक्षणम्

पित्तरोगीभवेदुष्णो वातरोगी च शीतलः।
श्लेष्मरोगी तथार्द्रश्च देहस्तस्यैवलक्षणम्॥ १०५॥
आदौ च जायते रोगः साध्योऽसाध्यस्तैथैव च।
सकलेनिष्फलश्चापि जीवितं मरणं ध्रुवम्॥ १०६॥
सकलं कालहीनं च निष्फलं काल सयुंतम्।
इन्द्रियाणां विकारैश्च ज्ञायते मृत्युजीवितम्॥ १०७॥

पित्त रोगी का शरीर गरम, वात रोगी का ठंडा या शीतल, कफ रोगी का आर्द्र या गीला रहता है तथा सभी क्रियायें इसी क्रम में होती हैं। प्रथम साध्य एवं असाध्य रोग काल ज्ञान के द्वारा जाने जाते हैं। काल ज्ञान से मृत्यु एवं जीवन जाना जाता है ॥ १०५-१०७॥

The body of a vitiated bile patient is warm, that of a vitiated wind patient is cool and that of a vitiated phlegm patient is wet or moist. All the activities are found in this very sequence. The stages of the disease, viz, the beginning, the curable and the incurable states are ascertained by the knowledge of time which also sheds light on both life and death. (105-107)

अथ रोगनिवृत्ति लक्षणम्

पाणिपादौभवेद्दुष्टौ दीर्घस्वल्पस्तथैव च।
जिह्वाकोमलतां याति स रोगी न विनश्यति॥ १०८॥
स्वेदेहीनो ज्वरोयस्य नासाश्वासः प्रवर्त्तते।
कण्ठोऽपि कफहीनस्तु स रोगी जीवति ध्रुवम्॥ १०९॥

हाथ एवं पैर दुष्ट होकर बड़ा या छोटा तथा जिह्वा कोमलतायुक्त हो तो रोगी का नाश नहीं होता है। जिस रोगी को स्वेद रहित ज्वर हो और वह नासिका से श्वास प्रश्वास लेता हो व उसका कण्ठ कफ रहित हो वह शीघ्र ही रोग निवृत्त होकर स्वस्थ हो जाता है॥ १०८-१०९॥

If the limbs enlarge or become shortened and if the tongue happens to be soft, the patient does not die. A patient who happens to have fever without sweat, and one who breathes through his nostrils, and whose throat is free from phlegm, recovers soon. (108-109)

निद्रासौख्यंभवेद्यस्यशरीरः सोद्यमस्तथा।
इन्द्रियाणिप्रसन्नानि स रोगी न विनश्यति॥ ११०॥
चैतन्यं सकलं यस्यगन्ध स्वादं स्फुटं भवेत्।

कलापूरित कंठस्तु स जीवेन्नात्रसंशयः ॥ १११ ॥

जब निद्रा, सौख्य, शरीर परिश्रम योग्य तथा इन्द्रिय प्रसन्नता युक्त हों तो रोगी शीघ्र रोगमुक्त होता है। इन्द्रियाँ अपने-अपने विषयों को ग्रहण करने लगें, वाणी का साफ उच्चारण होने लगे तो रोगी का जीवन संशय रहित होता है ॥ ११०-१११ ॥

The patient is cured soon when he experiences sound sleep, pleasure, working ability and organs full of mirth (vitality or joie de vivre). The life of a patient is out of danger when his organs begin to do their work and his speech clears. (110-111)

अथासाध्यलक्षणम्

अनिलोयाति पित्तस्य पित्तं याति कफ गृहे।
कफश्चकण्ठमायाति दुर्लभं तस्य जीवितम् ॥ ११२ ॥
रात्रौ दाहं भवेद्यस्य दिवा शीतं च जायते।
कफपूरित कण्ठस्तु तस्यमृत्युर्भवेद्ध्रुवम् ॥ ११३ ॥
हीनस्वरोभ्रष्ट गुदः कासश्वास समाकुलः।
हिक्काशोषसमायुक्तः कुक्षशूली न जीवति ॥ ११४ ॥

असाध्य रोगी का लक्षण—

वात, पित्त स्थान में, पित्त, कफ स्थान में, कफ, कण्ठ स्थान में जब चला जाय तो रोगी की मृत्यु होती है। जिस व्यक्ति के शरीर में रात्रि में जलन, दिन में ठंडक (शीत) लगे और कण्ठ कफ से भरा रहे तो उसकी मृत्यु होती है। हीन स्वर, गुद भ्रष्ट, श्वास, कास, शोष, हिक्का, कुक्षिशूल आदि समस्त रोग से आक्रान्त व्यक्ति शीघ्र ही नष्ट हो जाता है ॥ ११२-११४ ॥

The symptoms of an incurable patient.

The death of a patient meets him when wind enters the bile and bile the phlegm and when phlegm gets stationed inside the throat. The patient also dies if he feels cold during day and a burning sensation at night. A feeble voice, damage to kidney, cough, breathing problem, dryness, hiccup etc. are signs of death approaching. (112-114)

हृदयश्च तथा नासा पादौ पाणी च शीतलौ।
शिरस्तापोभवेद्यस्य तस्य मृत्युर्भवेद् ध्रुवम् ॥ ११५ ॥
पूपाभमरुणश्याव हरितं नील पीतकम्।

ष्ठीवतिश्वासकाशार्तोव जीवति हतस्वरः॥ ११६॥
अङ्गकम्पोगतेर्भङ्गो वर्णभ्रंशस्तपेवच।
गन्धं स्वादं न जानाति सगच्छेत् वामशासने॥ ११७॥

हृदय, नाशा, हस्त, पाद आदि शीतल और शिर तप्त हो तो मृत्यु होती है। यदि मुख से कफ का वमन हो और उसका रंग लाल, काला, पीला, हरा, नीला हो तथा रोगी कास, श्वास युक्त हो, तो मृत्यु होती है। यदि शरीर में कम्प हो, अंग शिथिल, निश्चल हो, शरीर का रंग बदलता हो, गन्ध का ज्ञान न होता हो तो भी मृत्यु होती है॥ ११५-११७॥

Death occurs when the heart, nose, hands and legs are cold and the head is warm. The patient dies if he vomits phlegm of red, black, yellow, green or blue colour and if he is suffering from ashthma, in addition. Death also takes place when the patient shivers, his limbs are slack and when he can not move. (115-117)

शिरःस्वेदोभवेद्यस्य मुखेस्वासः प्रवर्त्तते।
अष्टनाडी अनिर्वाहसोऽपि कालेन वीक्षितः॥ ११८॥
अरुन्धतीं ध्रुवंश्चैवविष्णोस्त्रीणिपदानि च।
आयुर्हीनानपश्यन्ति चतुर्थंमातृमण्डलम्॥ ११९॥
अरुन्धतीभवेज्जिह्वा ध्रुवोनासाग्रमेव च।
ध्रुवौविष्णु पदाविद्या तारिको मातृमण्डलम्॥ १२०॥

जिस रुग्ण व्यक्ति के शरीर से स्वेद, मुख से कास, श्वास तथा सम्पूर्ण नाड़ियों की गति अत्यन्त मन्द हो तो उसकी मृत्यु होती है। जो रोगी आकाश में स्थित सप्तर्षि मण्डल तथा अरुन्धती नामक तारा और ध्रुव आदि को नहीं देख पाता उसकी भी मृत्यु शीघ्र होती है। क्रमवार तारा मण्डल की कल्पना शरीर में की गयी है॥ ११८-१२०॥

The patient whose head sweats and who has a breathing problem and coughs from his mouth and whose pulse is very slow, dies. A patient who cannot spot the pole star and the star *Arundhatī* also dies soon. (118-120)

मतिभ्रंशेतस्खलेत् वाणीधनुरंध्रं न वीक्षते।
रात्रौ चन्द्र द्वयंवापि रात्रौ चन्द्र दिवाकरौ॥ १२१॥
दिवा वा तारका चन्द्रं रात्रौ व्योम्नि वितारकम्।
युगपच्च चतुर्दिक्षु शक्र कोदण्ड मण्डलम्॥ १२२॥
भूधरोभूधराग्रो वा गन्धर्व्वनगरालयम्।
दिवानिशिचन्द्र शम्भुरेते पंचत्व हेतवः॥ १२३॥

रुग्ण व्यक्ति के वाणी में मति विभ्रम हो एवं धनुष छिद्र न दिखे, रात्रि में दो चन्द्र देखे, दिन में नक्षत्र देखे, रात्रि में आकाश नक्षत्र रहित देखे, एक क्ष क ाल चारों दिशाओं में

इन्द्रधनुष के समान पर्वत देखे और गन्धर्व का नगर देखे, दिन में चन्द्र, रात्रि में शम्भु को देखे तो वह पञ्चतत्व को प्राप्त करता है॥ १२१-२३॥

The patient dies whose speech shows confusion, who can not see a bow's hole, who sees two moons at night and planets and stars during the day time, and who at night sees a sky without stars. Such a patient also meets death as he sees rainbow like mountains in all directions and has visions of the city of Gandharvas (a divine category of musicians in Hindu mythology). (121-123)

अथ नक्षत्रलग्नतिथिवारैरसाधा लक्षणम्

अहिर्बुध्येतिण संज्ञेऽर्य्यमर्क्षे प्राजापत्यादित्ययोरसप्तरात्रात्।
रोगोत्पत्तिर्जायते मानवानां निरसंदिग्धंजल्पितं गर्ग मुख्यैः॥ १२४॥
नन्दा च वृश्चिकके मेषे भद्रामिथुन कन्ययोः।
कर्के चैव जयासिंहे कुम्भे रिक्ता तुले वृषे॥ १२५॥
धने युग्मे च मकरे पूर्णातिथिरुदाहृता।
विरुद्धो रोगिणां नूनं नन्दादि स्थिति पञ्चकः॥ १२६॥
भौमकृतिकयोर्नन्दा भद्रा च बुध नागयोः।
जयागुरौ मघायाञ्च रिक्ता शुत्रधनिष्ठ्योः॥ १२७॥
भरण्यां शनिवारे च पूर्णा च तिथि पञ्चके।
योगेस्मिन् व्याधिरुत्पन्ने न सिध्यति कदाचन॥ १२८॥

नक्षत्र, तिथि, लग्र, दिन आदि में उत्पन्न रोगों के साध्य असाध्य लक्षण।

उत्तराभाद्रपद, पुष्य, उत्तराफाल्गुनी, रोहिणी, पुनर्वसु इन नक्षत्रों में उत्पन्न रोग सात दिन में ठीक हो जाता है। इसके अतिरिक्त तिथि, नक्षत्र एवं उपर्युक्तकथित दिनों में उत्पन्न रोग असाध्य होता है। जैसे अश्लेषा, शतभिषा, आर्द्रा, स्वाती, मूल, पूर्वाफाल्गुनी, पूर्वाषाढ़, भरणी, नक्षत्रों में, रवि, शनि, मंगलवार, चौथ, छठ, द्वादशी तिथि को रोग उत्पन्न हो तो रोगी मृत्यु को प्राप्त होता है॥ १२४-१२८॥

The sympotoms of curability and incurability of diseases as per their origin in particular asterisms, dates, times and days. A disease which begins in the *Uttarā Bhādrapada, Pushya, Uttarāfālguni, Rohiṇi* and *Punarvasu* asterism gets cured in seven days but is incurable if it starts on days and time other than these. The fourth, the twelfth dates of each fortnight, as also Sunday, Saturday and Tuesday, are said to be death signs. (124-128)

अथ दूत लक्षणम्

आतुरोपक्रमार्थी च दूतो यातिभिषक्गृहे।
तस्य परीक्षणंकार्य्यं येन संलक्ष्यते गदाः॥ १२९॥
एको वा गच्छतेदूतो गृहीत्वा वंश यष्टिकां।
मरणं तस्य जानीयाद्दिवसे सप्तमे तथा॥ १३०॥
एको वा गच्छते दूतो ब्रवीति च पुनः पुनः।
लिखितं मरणं तस्य यामेकेन च निश्चितम्॥ १३१॥
द्वौत्रयश्चैवचत्वारः स्त्री बाल वृद्ध षण्डकाः।
दुष्टवाक्य प्रवक्तारो रक्षाग्नियमदिक् स्थिताः॥ १३२॥
शस्त्राणिधारिणोभस्म पाषाणास्थि समाश्रिताः।
एवं न गच्छेत्सुभिषक् यशः प्राप्तिर्न विद्यते॥ १३३॥

रोगी की चिकित्सा की कामना से दूत वैद्य के घर जाता है तो वैद्य उसकी परीक्षा करके रोगी के साध्य असाध्य रोग को जान जाता है। यदि दूत वैद्य के घर जाते समय बाँस का दण्ड लेकर पहुँचता है तो सप्ताहान्त में रोगी मर जाता है। यदि दूत बार-बार वैद्य से भाषण करता है तो तीन घण्टे में रोगी की मृत्यु जाने। दो, तीन या चार स्त्रियाँ, बालक, वृद्ध, नपुंसक, दक्षिण दिशा, अग्नि, नैर्ऋत्य कोण की तरफ दुष्ट वचन बोलें और शस्त्र, अस्त्र, भस्मधारी, पाषाण, अस्थि आदि देखे तो वैद्य रोगी की चिकित्सा हेतु न जाय अन्यथा यश के बदले चिकित्सा में अपयश ही मिलता है अर्थात् रोगी मृत्यु को प्राप्त करता है॥ १२९-१३३॥

The physician gets to know the condition of the patient by examining his messenger. If the messenger reaches the physician's with a bamboo stick in hand, the patient dies within a week and within three hours if the messenger talks to the physician again and again. The physician should not go to treat the patient if he sees two, three or four women or boys or old men or impotents in the south or north-west corner, speaking wicked words; or if he sees weapons, men with ash smeared all over their body, or stones, or bones. (129-133)

षण्डांधमूढबधिरंरुजपाडितंवा बालं स्त्रियं च विकलंत्रिषितं च दीनं।
श्रान्तंक्षुधातुरमपिभ्रमितं च जीर्णं दूतंनशस्तमपि वेदविदो वदन्ति॥ १३४॥
अग्रभागेपिचायुष्यं कष्टं पृष्ठ विभागतः।
वामे च शिरसः पीडा मृत्युर्भवति दक्षिणे॥ १३५॥
खरोष्ट्र महिषारूढः प्लुतं गद्गद कृच्छ्रवाक्।
पाखण्डीस्त्री च रोगार्तो न शस्तो दूत कर्म्मणि॥ १३६॥

नपुंसक स्त्री वहवश्चनग्नाः पाशायुधाःपाणिंवृषाणिनीवा।
सितेतरैश्चापि पटैर्वृताङ्गाः स्निग्धार्द्रदेहास्तृण खण्डिनश्च॥ १३७॥
संन्यासिनःपाणिविमर्द्दकाश्च घ्राणस्पृशःप्रस्तरभेदिनश्च।
नखद्विजोर्द्धाङ्गक घर्षशीलाः शोकाकुलाश्चापि गदानिभूताः॥ १३८॥

नपुंसक, अंधा, मूर्ख, लँगड़ा, बहरा, गूँगा, बालक, स्त्री, प्यासा, दुखी, भूखा, पागल, वृद्ध, इन्हें इस कार्य हेतु निषिद्ध माना जाता है, ऐसा विद्वानों का मत है। रोगी की चिकित्सा हेतु वैद्य के प्रस्थान करते समय, दूत प्रत्यक्ष शब्द कहे तो, आयु वृद्धि, पृष्ठ भाग में बोलने पर कष्ट, वाम भाग में कहने पर शिर पीड़ा, दाहिने तरफ कहने पर मृत्यु हो जाती है। गधा, ऊँट, भैंसा पर आरूढ़, दुष्ट वचन युक्त नपुंसक, स्त्री, रोगी इस कार्य में निषिद्ध हैं। (स्वास्थ प्रकाश पृ०३१)। वैद्य को बुलाने के लिये अङ्गहीन व्यक्ति को न भेजे। इसका अशुभ फल होता है। स्वच्छ निर्मल वस्त्र पहन, प्रसन्न चित्त, घोड़ा, रथ आदि सवारी पर चढ़कर, वैद्य के लिये भेंट लेकर, उत्तम वर्ण, चेष्टावान, चतुर पुरुष जिसका बाँया स्वर चलता हो, वैद्य के पास जाय तो वह रोगी शीघ्र स्वस्थ होता है॥ १३४-१३८॥

Impotent, blind, a dunce, lame, deaf, mute, boy, lady, a thirsty person those who are in a distressed state of mind, hungry, the insane and the old are prohibited from going to the physician as a messenger. It has been said that if a messenger speaks clear words in front of the physician the patient's age increases; if he utters words from behind, the patient suffers, his utterances from the left side of the physician predict headache and from the right hand side foretell death. A wicked messenger, is prohibted from riding a donkey, camel or buffallo and he must not be an impotent, a woman or an ailing person (see "*Svāsthya Prakāsh*" page-31, prohibiting the sending of a person who lacks any limb). It is ominous for the patient. A patient whose messenger goes to the physician riding on a horse or a chariot and is clad in a clean dress and looks cheerful and is of good colour (complexion) and is active and clever and whose left breath (breathing through the left nostril) is on, recovers soon. (134-138).

चर्म्मादि हस्तापरिषेक काले तथैव भोज्यस्य निशासुचापि।
पृष्ठप्रवेशेदिशिचापियाम्या मत्युच्चभागे भिषजां विशेषात्॥ १३९॥
दूताःसमायान्ति निक्ष्यमेते विपर्य्यायाव्याधित प्रश्नतोवा।
वैद्यस्य गेहे नहितस्य दृष्ट्वा जीवस्थितिर्ज्ञानिभिरत्र मुख्यैः॥ १४०॥

आर्द्रा श्लेषा मघा मूल ज्येष्ठा सुभरणीषु च।
उपसर्प्यंतियेवैद्यं दूतास्ते चापि गर्हिताः ॥ १४१ ॥
शुक्लाम्बरा फलकरा दूताश्च प्रियवादिनः।
अद्वितीयाश्च भक्ताश्च वैद्याह्वाने प्रपूजिताः ॥ १४२ ॥

यदि वैद्य के यहाँ रात्रि में, भोजन काल में, परिषेक काल में जाय तथा पीछे एवं दक्षिण दिशा में स्थित होकर प्रश्न करे तो, वैद्य को अपयश तथा रोगी के विपरीत क्रिया होती है। वैद्य के घर में ऐसा दूत पहुँचने से रोगी ठीक नहीं होता है। पुनः श्लोक=१३६ में अर्थ देखें ॥ १३९-१४२ ॥

If the messenger goes to the physician during night time, at dinner time, or bathing time and talks to him from behind or from southern direction, the physician cannot hope to earn fame (by curing the patient) and the patient does not recover. (139-142)

अथ वैद्योत्तम शुभ शकुनानि

भेरीमृदङ्गमृदुलर्द्दल शंख वीणा वेदध्वनिर्मधुरमङ्गलगीतघोषाः।
पुत्रान्विता च युवती सुरभीसवत्साधौताम्बरश्चरजकोभिमुखप्रशस्तः ॥ १४३ ॥
राजाविप्रः सुहृद्वेश्याकुमारी वरवर्णिनी।
दधिचन्दनदूर्वाश्च गजाश्व सुरभी वृषाः ॥ १४४ ॥
मद्यंमांसं मधुच्छत्रे चामराक्षत दर्प्पणाः।
गोरोचनलतापुष्प वस्त्रालंकरणानिच्च ॥ १४५ ॥
रौप्यताम्रमणिस्वर्णप्रतिमा गोमयध्वजाः।
मृत्तिकाशस्त्रशाकानि घृत मीन प्रदीपकाः ॥ १४६ ॥
फलं वर्द्धायनं वीणा पंकजानि नृपाशनं।
दृष्ट्वैतानिनरः कुर्य्याद्दक्षिणेन विशेषतः ॥ १४७ ॥

भेरी, मृदङ्ग, शंख, वीणा, पुत्रयुक्त युवती स्त्री, वत्स युक्त गाय, वेद ध्वनि, मंगलगीत, धौतवस्त्र, रजक (धोबी), राजा, ब्राह्मण, मित्र, वेश्या, कुमारी कन्या, उत्तम स्त्री, दधि, चन्दन, दूर्वा, हाथी, गाय, घोड़ा, बैल या साँड़, शराब, मांस, मधु का छाता, चामर, दर्पण, गोरीचन, लता, पुष्प, वस्त्र, आभूषण या अलङ्कार, चाँदी, तामा, मणि, रत्न, स्वर्णमूर्ति, पताका, ध्वजा, मिट्टी, शस्त्र, शाक, घी, मछली, जलता हुआ दीपक, पकाफल, कमल, राजसिंहासन ये सभी वस्तुयें रोगी के यहाँ जाते समय चिकित्सक के समक्ष या दाहिने पड़े या दिखे, तो चिकित्सक को धन, यश और रोगी को शीघ्र आरोग्यता प्राप्त होती है ॥ १४३-१४७ ॥

On the way to the patient's house, if the physician sees the following things- kettledrum, drum, conchshell, a lady with son, a cow with a calf, the chanting of Vedas, and auspicious song, washed clothes, a washerman, a king, a brahmin, a friend, a whore, a maid, a good lady, curd, sandal, grass, elephant, cow, horse, bull or ox, wine, meat, beehive, umbrella, mirror, creeper, flower, ornament, silver, brass, diamond, fish, burning lamp, ripe fruit, lotus, a gold statue, flag, earth (soil), weapon, vegetable, a royal throne, either to his right side or in front, it augurs well for the patient. The physician earns fame and the patient gets cured. (143-147).

अथ वैद्यस्य निषिद्ध शकुनानि

तृणतुषपन्नगचर्म्मांगारकर्प्पासपंकैर्लवणगुडवसास्थिक्लीवतैलौषधाश्च।
रिपुविट्सितधान्यंव्याधिमभ्यक्ततक्रैः पतितजटिलमुण्डोन्मत्तवातैर्निसिद्धः ॥ १४८ ॥
रजोभस्मतुषांगार गुडतैलखलोपलाः।
गुर्व्विणी तैलस्निग्धाङ्गनग्नमुण्डरजस्वलाः ॥ १४९ ॥
मुक्तकेशास्थिकर्प्पासमार्ज्जारोरगपन्नगाः ।
रोदनंदह्यमानस्य वाहनस्य पलायनम् ॥ १५० ॥
द्वारघातोऽशुशासंयोविलम्बः पाणिपादयोः ।
एतानिदुर्न्निमित्तानि वर्ज्जनीयानिसर्व्वदा ॥ १५१ ॥

घास, सर्प, चर्म, अङ्गार, कपास, कीचड़, नमक, गुड़, चर्बी, हड्डी, नपुंसक, तैल, दवा, शत्रु, मल, कालाधान, व्याधियुक्त व्यक्ति, तक्र, नीच व्यक्ति, इनके साथ-साथ धूल, भस्म, भूसी, गुड़, तैल, वाण, नग्न तैलयुक्त व्यक्ति, रजस्वला स्त्री, मुक्त केश, विडाल, कपास, सर्प, रोदन, वाहन का भागना, द्वार पर हिंसा, काण या काना इन समस्त अशुभ कारकों को बिना देखे, चिकित्सा हेतु चिकित्सक जाय ॥ १४८-१५१ ॥

While going to treat the patient, the physician should not get to see grass, a serpent, leather, an ember, cotton, mud, salt, jaggery (treacle), fat, bone, an impotent, oil, medicine, an enemy, black grain, a diseased man, buttermilk, a low (lowborn or low caste) person, as also dust, ash, chaff, oil, arrow, a naked man with his body oiled, a lady in menstruation, untied hair, cat, cotton, serpent, the running of a vehicle, violence on a doorstep, and a one eyed man. (148-151)

अथ नक्षत्रैर्मृत्युरोगनिवृत्त्योर्लक्षणम्

स्वातीश्लेषारौद्रपूर्व्वासुशाक्रेरोगोत्पत्तिर्ज्जायते यस्यपुंसः।
तद्भैषज्यं नैव देयं कदापिज्ञात्वा मृत्युं वैद्यराज्येनपुंसा॥ १५२॥
व्याध्युत्पत्तिर्यस्य पौष्णे समैत्रे प्राणत्यागं जायते तस्य कृच्छ्रात्।
वैश्वेसौम्येरोगमुक्तिस्तुमासाद्विंशत्पास्याद्वासराणां मघासु॥ १५३॥
पक्षव्द्धस्ते वास वेस द्विदैवे नूलाश्विन्योरग्निधिष्णे न वाहात्॥ १५४॥

स्वाती, अश्लेषा, आर्द्रा, पूर्वा, ज्येष्ठा, इन नक्षत्रों में उत्पन्न रोग असाध्य होता है। रेवती, अनुराधा में रोग होने पर अत्यन्त कष्ट के साथ प्राण त्याग होता है। उत्तराषाढ़, मृगशिरा में रोग होने पर एक मास में रोग शान्त होता है। मघा में बीस दिन, हस्त, धनिष्ठा, विशाखा में पंद्रह दिन, मूल, अश्विनी, कृत्तिका में रोग होने पर नौ दिन में शान्त होता है॥ १५२-१५४॥

The disease is incurable which starts in *Swati, Āshleshā, Ādrā, Pūrva, Jyesthā,* asteriems. If it starts in *Reotī,* or *Anurādhā,* the death comes after painful suffering. A disease starting in *Uttarāṣadḥā* and *Mrigśirā,* is cured in a month, and in *Maghā* recovery takes twenty days; in *Hasta, Dhaniṣṭḥā* and *Viśākhā,* the disease gets cured in fifteen days. A disease starting in the *Mūla, Aświni, Krittikā* goes away in nine days. (152-154)

अथ षद्त्रिद्विमासिक मृत्युलक्षणम्

लक्ष्मंलक्ष्मचिकित्सके न मनसाशुद्धस्यभानोश्चतत्।
क्षीणोदक्षिणपश्चिमोत्तरपुरः षद्त्रिद्विमासैककम्॥ १५५॥
छिद्रंमध्यगतं दिनार्द्धमपि चेदायुः प्रमाणं ध्रुवं।
सर्वज्ञैः परिभाषितं स्फुटतरं दृष्टोमहाप्रत्ययः॥ १५६॥

जो मनुष्य सम्पूर्ण सूर्य का दक्षिण, पश्चिम, उत्तर, पूर्व का भाग क्षीण देखे तथा सूर्य के मध्य भाग में छिद्र देखे वह छः, तीन, दो, एक मास या आधा दिम में मृत्यु को प्राप्त करता है। यह ज्ञानीजनों द्वारा कहा गया है॥ १५५-१५६॥

A man meets sure death who sees a full sun's southern, western, northern and eastern part dim and if he sees a hole in the middle of the sun, he meets his death in six or three or two months, or within a half a day. (155-156)

अथ सप्ताहेनमृत्युलक्षणम्

धाराविन्दु समंयस्य पतते च महीतले।
सप्ताहाज्जायतेमृत्युः कालज्ञानेनभाषितम्॥ १५७॥

प्रतापेनविनिर्मुक्तः क्रुद्धःभाषीनिरुद्यमः।
षण्मासेन तु सन्देहः स गच्छेद्यमशासने॥ १५८॥

जिस मनुष्य को पृथ्वी तल पर अग्नि कण बरसता दिखे वह सात दिन में मरता है। यह कालज्ञान द्वारा कहा गया है। जिस मनुष्य का तेज नष्ट हो जाए, भाषण क्रुद्ध होकर करे एवं उद्यम हीन, अर्थात् इन्द्रियाँ शक्तिहीन हो जायँ वह छः मास में मरता है॥ १५७-१५८॥

A man who sees raining fire sparkles raining down upon the earth, dies in seven days. A man dies in six months who has lost his *teja* (intangible aura or resplendence emitted by a healthy body- the 'sparkle' in 'a sparking good health') and who speaks angrily and has become inactive and unenterprising. (157-158)

वर्णहीनश्च कामेन स्वादेनैवतथैव च।
त्रिभिर्म्मासैश्च सो जीवेत्सगच्छद्यमशासने॥ १५९॥
अशक्तः पाण्डुवर्णश्च बहुनिश्वाससंयुतः।
मलश्चपततेनित्यं मासमेकं स जीवति॥ १६०॥

काम हानि, स्वाद हानि, वर्ण हीन (शरीरविवर्ण) होने से तीन माह में मृत्यु होती है। पराक्रम हीन, पाण्डु वर्ण शरीर, बहुश्वास युक्त एवं नित्य अधिक मलत्याग होने से एक मास में मृत्यु होती है॥ १५९-१६०॥

Death of a man is expected within three months if he has lost his sexual disire, sense of taste, his colour. The death of a man occurs when he loses his strength and becomes pale and breathes heavily and has loose bowels. (159-160)

अथाब्दिक मृत्यु लक्षणम्

जिह्वाकृष्णा भवेद्यस्य मुखं वा कुंकुमारुणम्।
ईदृशं लक्षणंयस्य तस्य मृत्युर्नसंशयः॥ १६१॥
कुण्डलीपीड्यतेयस्य वातेन हनुबंन्धनं।
आहारोदह्यते तेन स वर्षेण विनश्यति॥ १६२॥
मूलेवृक्षस्य शाखांच स्फुलिङ्गोवह्निसन्निभः।
प्रभातिषड्भिर्म्मासैस्सामानवो मृयते ध्रुवम्॥ १६३॥

जिस व्यक्ति की जिह्वा काली एवं मुख केशर जैसा पीत वर्ण का हो तो वह शीघ्र ही मरता है। नाभि के पास अत्यन्त पीड़ा एवं हनुबन्धन होने से, आहार अपक्व होकर एक वर्ष में मनुष्य को मार देता है। वृक्ष की जड़ एवं शाखा में अग्नि कण देखने से छः मास में मृत्यु होती है॥ १६१-१६३॥

A man dies soon whose tongue is black and the face pale. Extreme pain near the navel and indigestion kills a man within a year. If he sees fire embers in the branches and the roots of a tree, he dies within six months. (161-163)

यस्यरेतोमलं मूत्रं क्षुतयुक्तं मलन्तु वा।
इहैकदा भवेद्यस्य अब्दं तस्यायुरिष्यते॥ १६४॥

जिनका वीर्य, विष्ठा, मूत्र, छींक के साथ ही मल मिला निकलता है या स्वभाव के विपरीत होता है, वह व्यक्ति एक वर्ष पर्यन्त जीता है॥ १६४॥

The man whose semen comes out with his excrement and urine and also whenever he sneezes— and if this semen is dirty or unnatural in colour, texture, smell etc,— lives only a year.(164)

यस्यवैभुक्तमात्रस्य हृदये वर्द्धते क्षुधा।
जानीयादन्तवर्षेच स गतायुर्नसंशयः॥ १६५॥

जिनके भुक्तमात्र हृदय में क्षुधा उत्पन्न होती है उसका वर्ष के अन्त न होने से मृत्यु होती है॥ १६५॥

The man dies within a year who feels hunger and pain in his heart even after having eaten. (165)

अंथ अर्द्धरात्रमृत्युलक्षणम्

शक्रायुधं चार्द्धरात्रे दिवाग्रहणकस्तथा।
दृष्टमात्रेण संक्षीणमायुर्जीवितमात्मावित्॥ १६६॥

मध्य रात्रि में इन्द्रधनुष तथा दिन में चन्द्र ग्रहण देखने से आयु क्षय होता है॥ १६६॥

The sight of a rainbow at night, and lunar eclipse in daytime are death portents.(166)

नासिका वक्रतामेति कर्णयोरपि उन्नतिः।
नेत्रेवाष्प सरेत्त्यस्य तयोरेवं समुन्नतिः॥ १६७॥

आरक्तमेति वक्रञ्चजिह्वा ह्रस्वायते यदा।
तदाप्राज्ञो विजानीयात् मृत्युमासिकमाप्नुयात्॥ १६८॥

जिस व्यक्ति की नाक टेढ़ी, उन्नत कर्ण, नेत्र से वाष्प निकले और रक्त वर्ण का हो, मुख; जिह्वा सिकुड़ जाय, वह एक मास में मरता है॥ १६७-१६८॥

The man dies in a month whose nose is twisted, whose ears become upraised, whose eyes emit a vapour and are red, and whose mouth and tongue get shrunk.(167-168)

पिधाय कर्णनिर्घोषं न शृणोति निरन्तरम्।
न पश्येच्चक्षुषोर्ज्योतिर्यस्य आसन्न जीवितम्॥ १६९॥

कान में सर्वदा शब्द होने पर निरन्तर सुनाई नहीं पड़ना तथा एकाएक नेत्र ज्योति नष्ट होना, ऐसा होने से मृत्यु होती है॥ १६९॥

Death occurs when even repeated words are not heard and when the eye sight is lost suddenly.(169)

दीपनिर्व्वाणगन्धस्य सुहृद्वाक्यमरुन्धतीं।
न जिघ्रन्ति न शृण्वन्ति न पश्यन्ति गतायुषः॥ १७०॥

दीपक बुझने का गन्ध, मित्र का कल्याणकारी वचन एवं अरुन्धती तारा जो व्यक्ति नहीं देख पाता वह व्यक्ति मृत्यु को प्राप्त करता है॥ १७०॥

A man is near death when he does not feel the smell given out by an extinguished lamp, or refuses to follow the words of his well -wishers, and who is unable to see the star, *Arundhatī.*(170)

अथ सद्यो मृत्युलक्षणम्

शक्त्यावानरयानस्थो योगन्तु दक्षिणांदिशम्।
स्वप्नेप्रयाति तस्यापि मुहुर्मृत्युर्न मुंच्यति॥ १७१॥

जो व्यक्ति स्वप्न में वानर पर सवार होकर दक्षिण दिशा में भ्रमण करे, वह मुहूर्त मध्य में मरता है॥ १७१॥

A man who dreams of travelling southwards riding on a monkey, is to meet his death soon. (171)

नग्नंक्षपणकं स्वप्ने दृश्यमानं महाबल।
एकद्वावाह्निकन्तस्य विद्यान्मृत्त्युमुपस्थितम्॥ १७२॥

स्वप्न में नग्न एवं लज्जारहित बलवान् पुरुष देखने से एक या दो दिन में मृत्यु होती है॥ १७२॥

Death occurs in a day or two when he sees in his dream a naked, shameless and strong man.(172)

सूर्य्योदयेशिवायस्य क्रोशमायातिसन्मुखं।
विपरीतं पुरीषम्बा सद्यो मृत्युं सुगच्छति॥ १७३॥

सूर्योदय के समय (प्रातः काल) में सियार यदि क्रुद्ध होकर जिसके समक्ष जाता है और बहुत टट्टी होती है तो उसकी शीघ्र मृत्यु होती है॥ १७३॥

A man, before whom an angry Jackal appears early in the morning- and if the former defecates a lot- dies soon.(173)

अथ दशाहेमृत्युलक्षणम्

यस्यवैम्लग्र मूर्द्धस्य कूपोपम विशुष्यति।

पतितस्यजलं पेयं दशाहं सोपि जीवति॥ १७४॥

जिस व्यक्ति को अवसाद हो कर कूप सदृश मुख सूख जाय और वह पतित या नीच व्यक्ति का जल पीवे तो दश दिन ही जीता है॥ १७४॥

If the sweating of a weary person dries up slowly like a dry well and if he drinks water given by a low or fallen (low caste) man, he has his life for ten days only. (174)

केशाङ्गारस्तथाभस्म शुष्कगानतथा नदी।
दृष्ट्वा स्वप्ने दशाहेतु मृत्त्वैकादशकेदिने॥ १७५॥

केश, अङ्गार, भस्म एवं शुष्क नदी स्वप्न में देखने से दश दिन व्यतीत कर ग्यारहवें दिन मृत्यु होती है॥ १७५॥

The death of the person occurs on the eleventh day who sees hair, fire ash and a dried-up river in his dream. (175)

अथ त्रैवार्षिक मृत्युलक्षणम्

याम्यनासापुटेयस्य वायुर्याति दिवा निशि।
तथान्तेमेवं तस्यायुः क्षयेदब्दत्रयेणहि॥ १७६॥

जिस मनुष्य का दाहिना स्वर रात्रि-दिन चलता है उसकी आयु क्षय होकर त्रिवत्सर के मध्य में मृत्यु होती है॥ १७६॥

A man dies within three years if his breathing goes on night and day from his right nostril only. (176)

अथ द्वैवार्षिक मृत्युलक्षणम्

अकस्मात् वीक्षितं यज्ञे पुरुषं कृष्ण पिङ्गलम्।
अस्मिन् क्षणे तदरुणात् स जीवेत् वत्सरद्वयम्॥ १७७॥

अकस्मात् जिस पुरुष को यज्ञसमय में कुण्ड द्वारा निस्सरित धूम में कृष्ण, पिङ्गल या उभय वर्ण का पुरुष या अर्द्धनारीश्वर एवं नृसिंहादि की मूर्ति दिखे तो वह दो संवत्सर जीवित रहकर मर जाता है॥ १७७॥

A person dies after two years if he sees, in the smoke of a *Yajna* (fire sacrifice), a black, pale or black-pale man, or *Ardhanārīsvara* (Shiva as half man, half woman), or *Nrisingha* (*Vishnu* as man-lion). (177)

अथ दशमासिक मृत्युलक्षणम्

अरश्मि विघ्नसूर्य्यस्य वह्नेश्चैवमलीनता।
जातका दशमासास्तु ततोर्ध्वं न तु जीवति॥ १७८॥

बिना कारण, किरण हीन, नानाविघ्नयुक्त सूर्य एवं मलिनता युक्त अग्नि देखने से दश

मास के बाद मृत्यु होती है ॥ १७८ ॥

Death occurs after ten months when, without explicit reasons, the sun is seen to be without rays or as marred with obstacles or as gloomy. (178).

अथाष्टमासिकमृत्युलक्षणम्

गन्धपुष्पांशुकैर्मांसैः स्वं तनुं भूषितं नरः ।
यः पश्येत् स्वप्रसमये सोऽष्टौमासान्तु जीवति ॥ १७९ ॥

चन्दन, पुष्प, वस्त्र एवं मांस अपने शरीर में भूषित जो व्यक्ति स्वप्न में देखता है वह आठ मास तक जीवित रहकर मृत्यु को प्राप्त करता है ॥ १७९ ॥

A mans lives only for eight months and thereafter dies, if he sees in his dream his body being rubbed with sandal, or wearing flowers, dresses, or meat being rubbed on his body. (179)

अथ षाण्मासिकमृत्युलक्षणम्

इन्द्रनीलनिभंव्योम्नि नागवृन्दं यदीक्ष्यते ।
इतस्ततः प्रसरणं षण्मासं स तु जीवति ॥ १८० ॥

जो व्यक्ति आकाश में विशिष्ट नीले रंग का दर्शन करते हैं तथा इधर उधर सर्प समूह को देखते हैं वे छः मास ही जीवित रहते हैं ॥ १८० ॥

The man's life is only of six months duration who sees a special kind of blue colour in the sky, and serpents here and there. (180)

सदा चोदर पूर्णस्तु वारीच्छा च दिवा निशि ।
प्रत्यक्तश्चतुः पञ्चपश्चात् षण्मास जीवति ॥ १८१ ॥

सर्वदा पेट जल से भरा रहे फिर भी दिन-रात जल पीने की कामना करे ऐसा व्यक्ति चार, पाँच या अधिक से अधिक छः मास जीता है ॥ १८१ ॥

A man lives four, five or at best six months, if he feels the urge to drink water even though his belly is always replete with water. (181)

वेत्तिनीलानिवर्णस्य कट्वम्ललवणस्य च ।
अकस्मादन्यथा भावं षण्मासेनहिमृत्युभाक् ॥ १८२ ॥

जिस व्यक्ति का शरीर अकारण नीले वर्ण का हो जाता है तथा कटु, अम्ल, लवण आदि रसों का स्वभाव विपरीत ज्ञान करता है, वह छः मास में मरता है ॥ १८२ ॥

A man dies within six months if his body suddenly becomes blue and if he feels a taste for being its opposite e.g. bitter for sweet, sweet for bitter etc. (182)

द्रुतमारूढशकटः स्त्रीवन्तोयस्यमस्तकः।
प्रयाति याति तस्यायुः षण्मासाच्चपरिक्षयः॥ १८३॥

अत्यन्त तेज गति से शकट पर स्त्री चिह्न युक्त मस्तक वाला व्यक्ति बार-बार चढ़ता दिखाई देने से या अनुभव होने से छः महीने में मृत्यु होती है॥ १८३॥

Death occurs when a lady is seen riding at speed on a cart, and if there are some signs on her forehead. (183)

निजास्यप्रतिबिम्बं हि नीरदाम्बुषुदर्पणे।
उत्तमांगं यो न पश्येत् षण्मासेन विनश्यति॥ १८४॥

जो मनुष्य अपनी प्रतिमूर्ति या छाया, मेघ जल या दर्पण में नहीं देख पाता वह छः मास में मरता है॥ १८४॥

A man who fails to see his reflection in rain water or in a mirror, dies in six months. (184)

पांशुराशिञ्च वल्मीकं यूपदण्डमथापि वा।
योऽवसेहतिनौस्वप्ने स षष्ठे मासि नश्यति॥ १८५॥

जो व्यक्ति स्वप्न में धूल समूह, दीमक कृत मृत्तिका स्तम्भ, नौका आदि पर चढ़ता है उसकी छः मास में मृत्यु होती है॥ १८५॥

The death of man occurs within six months, who, in his dream, rides on a dust pile, or on a pillar of clay made by termites, or on *Yajnastambh* (a pillar of the pavilion constructed for fire sacrifices), or a boat. (185)

रासभारूढमात्मानं तैलाभ्यङ्गञ्च खण्डितं।
नियमेन स्वाश्रमे चेत्स्वप्नेपश्येत् स पूर्व्वयान्॥ १८६॥
शमनन्तत्सुतम्वापियः पश्येत्स्वप्नगोचरे।
हताङ्गं शुष्क काष्ठानि षष्ठे मासि न तिष्ठति॥ १८७॥

जो व्यक्ति स्वप्न में गर्दभारोहण, तैलाभ्यङ्ग, अङ्गभङ्ग या छिन्न अङ्ग, नित्य स्वाश्रय गमन, गोधा आरोहण, मृत पुत्रा स्त्री, छिन्नाकृति, शुष्क काष्ठ आदि देखता है तो छः मास में उसकी मृत्यु होती है॥ १८६-१८७॥

A man meets his death in six months, if he sees in his dream the following— ass-riding, oil-rubbed body, broken or severed organs, self-support, iguana-riding, dead son and wife, dried wood etc. (186-187)

लौहदण्डधरं कृष्णं पुरुषं कृष्ण पिन्धनम्।

स्वयमग्रस्थितं पश्येत् सोपि मृत्यु प्रजायते ॥ १८८ ॥

जो व्यक्ति स्वप्न में लौहदण्डधारी काले पुरुष एवं स्वयं को कालावस्त्र पहना हुआ आगे देखे तो छः मास में मृत्यु होती है ॥ १८८ ॥

A man dies in six months who sees in his dream a black man with an iron rod and sees himself in front of that man, clad in a black dress. (188)

अथ पञ्चमासिकमृत्युलक्षणम्

सामर्थ्यवानिधुवनेध्वान्तान्ते क्षोभिचेन्मनः।
निश्चितं पञ्चमेमासि धर्म्मराजातिथिर्भवेत् ॥ १८९ ॥

Atha Panchmāsik Mrityu Lakshaṇam.

स्वसामर्थ्य के अनुसार स्त्री सम्भोग के अन्त में यदि अन्धकार होकर अत्यन्त क्षुभित हो तो वह मनुष्य पाँच मास में यम गृह का अतिथि होता है ॥ १८९ ॥

A man dies within five months who finds himself extremely distressed after co-habitation with his wife. (189)

पृथिवीद्विर्भवेद्यस्य पदं खण्ड यदाकृतिः।
पार्श्वे वा कुंडुमेवापि पञ्चमासं स जीवति ॥ १९० ॥

अकस्मात् स्वप्न में जो व्यक्ति पृथ्वी को दो खण्ड या चतुर्थ अंश या समीप में कुण्ड देखे वह पाँच मास ही जीवित रहता है ॥ १९० ॥

A man survives for five months only if he sees the earth divided into two parts or only a fourth part of the earth or a pond in the vicinity. (190)

प्लक्षते भक्षते वापि पिशाच खर राक्षसैः।
भूतैःप्रेतैः श्वभिः सिंहैर्गोमायुगृध्रशूकरैः ॥ १९१ ॥
शरभैः शलभैः सेनैरश्वैरश्वतरैर्व्वकैः।
स्वप्ने संजीवितं त्यक्त्वा वर्षान्ते यममीक्षते ॥ १९२ ॥

जो व्यक्ति स्वप्न में वृक्ष पर चढ़ता है, भक्षण करता है तथा पिशाच, राक्षस, गधा, भूत, प्रेत, श्वान, गीध, सिंह, स्यार, शूकर, ऊँट, सर्प, खच्चर, बाज, बकुला इत्यादि द्वारा शरीर नोचा जाना देखता है, वह वर्ष के अन्त में यम के घर जाता है ॥ १९१-१९२ ॥

A man dies by the year-end, who sees himself in his dreams climbing a tree or gorging, or having his body being torn by a demon, an ass, evil-spirits, vulture, lion, jackal, hog, camel, serpent, mule, falcon, crane etc. (191-192)

काकविद्सदृशोयस्य पांशुवर्षा समो मलः।

स्वच्छायामन्यथा पश्येत् यः सजीवति पञ्चमम्॥ १९३॥

काक विष्ठा एवं धूलि कण के समान जो व्यक्ति मल त्याग करता है या अपनी छाया विकृत देखता है वह पाँच मास तक जीवित रहता है॥ १९३॥

A man has only five months of life remaining if his excreta is like that of a crow or like particles of dust or if he sees his shadow as being distorted. (193)

अथ त्रिमासिकमृत्युलक्षणम्

प्रत्यूषस्यापि यस्याशु हृदयं यस्य शुष्यति।
चरणौ च करे वापि त्रिमासं तस्य जीवनम्॥ १९४॥

प्रातः समय जिस व्यक्ति का हृदय, पैर एवं हाथ धोने या स्नान करने पर शीघ्र शुष्क हो जाता है वह तीन मास जीता है॥ १९४॥

A man whose heart, leg and hand dry up soon upon bathing or washing early in the morning, lives only for three months. (194)

अनिद्रोविद्युतं दृष्ट्वा दक्षिणांदिशमास्थितां।
तदैकोपिधनुर्व्वापि जीवितञ्च त्रिमासिकम्॥ १९५॥

अनिद्रा में दक्षिण दिशा में विद्युत देखे या धनुष दर्शन करे तो वह व्यक्ति तीन मास जीवित रहता है॥ १९५॥

A man lives for three months only if he sees lightning in the south, or a bow, in an insomniac condition. (195)

अथ सार्द्धमासिकमृत्युलक्षणम्

द्व्यहोरात्रंत्र्यहोरात्रं वायुर्व्वहति सन्ततः।
सार्द्धैक मासात्तस्यापि जीवितं किल हीयते॥ १९६॥

जिस मनुष्य के नासापुट द्वारा दो या तीन दिन-रात पर्यन्त वायु प्रबल रूप से चले तो वह पन्द्रह दिन ही जीवन धारण करता है॥ १९६॥

A man has fifteen days of life left if he gets a strong breathing through his nostrils for two three days continuously. (196)

अथ मासिकमृत्युलक्षणम्

करावरुद्धः श्रवणं न शृणोति न च ध्वनिम्।
स्थूलं कृशं कृशं स्थूलं तदामासानुवर्त्तते॥ १९७॥

जिनका एकाएक हाथ रुक जाय या अवरुद्ध हो जाय और शब्द न सुनाई पड़े, मोटा

व्यक्ति पतला हो जाय, पतला व्यक्ति मोटा हो जाय इस प्रकार के व्यक्ति एक मास में मृत्यु प्राप्त करते हैं॥ १९७॥

A man whose hands suddenly become immobilized and who loses his hearing and if a fat man becomes thin and a thin man fat, such persons meet their death within a month. (197)

कालीं कुमारींयः स्वप्ने बद्धनीयात् बहुपाशकः।
स मासेन समीक्षेत् नगरीं शमनोषिताम्॥ १९८॥

जो व्यक्ति कृष्णाङ्गी कुमारी को बहुत सारी रस्सी से बाँध कर स्वप्न में देखता है वह व्यक्ति एक मास में मृत्यु को प्राप्त होता है॥ १९८॥

A man dies in the middle of the month, who sees in his dream a black, lean maid bound in plenty of rope. (198)

घृते तैले दर्पणे च तोये वातनु वानरीम्।
यः पश्येद शिरः स्कधं मासादूर्ध्वं न जीवति॥ १९९॥

घृत, तैल, दर्पण एवं जल में बानरी का शरीर देखने से या शिर विहीन स्कन्ध देखने से एक मास के बाद मृत्यु होती है॥ १९९॥

Death occurs after a month when a female monkey shape is seen in ghee (clarified butter), oil, mirror or water and also if a headless shoulder is seen. (199)

अथ पञ्चदिवसेमृत्युलक्षणम्

यो न पश्येन्निजच्छायां दक्षिणाशासमाश्रिताम्।
दिनानिपञ्चजीवात्मा पञ्चत्वं च प्रयातिसः॥ २००॥

जो व्यक्ति अपनी छाया दक्षिण भाग में सम्यक् प्रकार से देख न सके वह पन्द्रह दिन जीवित रहता है॥ २००॥

A man who cannot see his reflection properly in the Southern direction, gets to live fifteen days only. (200)

नरो यो वानरारूढो प्रयाति पश्चिमां दिशं।
स्वप्ने सोऽन्हापञ्चमेन पश्येत् संयमनीं पुरीम्॥ २०१॥

जो मनुष्य स्वप्न में वानर पर चढ़कर पश्चिम दिशा की ओर जाता है वह पाँच दिन में यम के घर यात्रा करता है॥ २०१॥

A man who goes westward riding on a monkey, in his dream, goes to the house of the God of Death within five days. (201)

अथ त्रिदिवसमृत्युलक्षणम्

नर नासापुट युगे दशाहानि निरन्तरम्।
वायुश्चेत् सहसा क्रान्ति स जीवेद्दिवसत्रयम्॥ २०२॥

जिस व्यक्ति के नासापुटों से दश दिन तक प्रबल वायु चले तो वह तीन दिन के अन्दर मृत्यु को प्राप्त करता है॥ २०२॥

The man dies within three days, who has vehement breathing through his nostrils continuosly for ten days. (202)

अथ द्विदिवसमृत्युलक्षणम्

नासावर्त्तद्वयं हित्वा वायुरुष्णामुखाद्वहेत्।
संशेद्दिनद्वयादर्व्वाक् जीवितं तस्य निश्चितम्॥ २०३॥

यदि घ्राण के अतिरिक्त उष्णा वायु मुख के द्वारा चले तो दो दिन में प्राण संहार होता है॥ २०३॥

If in addition to breathing, a warm inhaling and exhaling takes place through the mouth, life is done for in two days. (203)

अथ सर्पादिदंशने मृत्युलक्षणम्

सूर्य्येसप्तमराशिस्थे जन्मसंस्थे निशाकरे।
दंष्टारस्तत् पूर्णकालेप्य काले तस्य नाशिताः॥ २०४॥

जिस व्यक्ति के जन्म राशि के सप्तम स्थान में सूर्य स्थित तथा जन्म राशि में चन्द्र हो, तो उनको यदि विषयुक्त सर्प दशन करे तो वह असमय में काल को प्राप्त होता है॥ २०४॥

A man who has sun in the seventh place in his horoscope and also moon in his birth sign, meets premature death if he happens to see a poisonous snake. (204)

॥ वैद्य लक्षणम् ॥

(Vaidya Lakshaṇam)

आयुर्वेद कृताभ्यासः सर्वेषां प्रियदर्शनः।
आयुः शीलं गुणोपेत एष वैद्यो विधीयते॥ १॥

ठीक-ठीक जिसने आयुर्वेद का अभ्यास किया हो तथा जो सबको प्रिय हो, अर्थात् जो देखने में सुन्दर हो, आयु, शील, क्षमा, दया आदि गुणों से युक्त हो उसी को वैद्य कहते हैं। जो चिकित्सक प्रत्येक पुरुष की परीक्षा करके देश काल के अनुसार औषधियों का प्रयोग करना जानता हो उसे वैद्य जानना चाहिये॥ १॥ (चरक सं० अ० १। १२४।) जो गुरुमुख द्वारा आयुर्वेद शास्त्र का अध्ययन करके निरन्तर कर्माभ्यास करता है, वह वैद्य है (भैषज्यरत्नावली, परि० ४४। सुश्रू० सं० अ०३। ५, पुन० अ० ४ का ७-८)॥ १॥

A physician is one who is completely at home in Ayurveda, who is popular, blessed with kindness, compassion, gentility and health. A physician who knows how to prescribe medicines, after examining the patient, as per time and space, should (alone) be considered a "*Vaidya*", according to *Bhaiṣajya Ratnāavalī* (P-44 Sushrutas, A 3/5), a "Vaidya" in one who practies medicine having learned it direct from his Guru" (Teacher's) speech. (1)

अन्यच्च—

गुरोरधीताखिलवैद्यविद्यःपीयूषपाणिःकुशलःक्रियासु ।
गतस्पृहो धैर्य्यधरःकृपालुःशुद्धोऽधिकारी भिषगीदृशः स्यात्॥ २॥

और भी—

गुरु के मुख से जिसने सम्पूर्ण चिकित्साशास्त्र का अध्ययन किया हो, हाथ यशी हो (अमृततुल्य हस्त वाला), क्रिया में प्रवीण हो, तृष्णा, लोभ रहित, धैर्यवान्, कृपालु, शुद्धता युक्त चिकित्सक को होना चाहिये। ये गुण वैद्य को यश दिलाते हैं॥ २॥

Furthermore

The *"Vaidya"* (physician) earns fame, who has learned the entire medical treatises from his Guru (teacher) and who is adept, patient, kind, chaste and greedless. (2)

अथाखिलवैद्यविद्या कथनम्

सुश्रुतेशल्यं शालाक्यं कायचिकित्सा भूतविद्या कौमारभृत्यम्।
अगदतन्त्रं रसायनतन्त्रं वाजीकरणतन्त्रमिति॥ ३॥

अखिल वैद्य विद्या कहते हैं—

शल्य, शालाक्य, कायचिकित्सा, भूतविद्या, कौमारभृत्य, अगदतंत्र, रसायनतंत्र, बाजीकरणतंत्र ये अष्टाङ्ग आयुर्वेद है। चिकित्सा सौकर्य की दृष्टि से प्राचीन चिकित्सकों ने आयुर्वेद शास्त्र को आठ अङ्गों में विभक्त किया है॥ ३॥ (सु०सं०अ०१।७)

The complete learning of Ayurveda includes surgery, needle-based treatment, treatment of anatomical diseases, *bhutavidya* (the science of propitiating evil spirits) *Kāumārabhrityā* (science of growth-related problems), *Agadatantra,* the chemical, excitement of sexual powers. These are the eight organs of Ayurveda, divided by ancient physicians for the convenience of treatment. (3)

अथास्यप्रत्यङ्गलक्षणसमासः

अथ शल्यम्

तत्रशल्यंनामविविधतृणकाष्ठपाषाणपांशुलोहलोष्ठास्थिबालनखपूया।
स्रावान्तर्गर्भशल्योद्धरणार्थंयन्त्रशस्त्रक्षाराग्निप्रणिधानव्रणविनिश्चयार्थं च॥ ४॥

शल्य से अभिप्राय—

नाना प्रकार के तिनके, काष्ठ, पत्थर, धूलि, लोहा, धातु, ढेला, अस्थि, बाल, नख, पूय, स्राव, दूषित व्रण, अन्तःशल्य, गर्भ शल्य आदि को निकालने के लिये और यन्त्र, शस्त्र, क्षार, अग्नि के प्रयोग के लिये एवं व्रण के निश्चय के लिये शल्य शास्त्र है॥ ४॥ (सु०सं०अ०१)

Shalya (surgery) uses instruments, lancets. acid, fire etc. to take out a myriad kinds of straws and thorns, wood pieces, stones, dust, iron, metal, sod, bone, hair, nail, pus, etc. from the body. (4)

अथ शालाक्यम्

शालाक्यंनामोर्ध्वजत्रुगतानांरोगाणांश्रवणनयनवदनघ्राणादि
संश्रितानां व्याधीनामुपशमनार्थम् ॥ ५॥

शालाक्यतंत्र कहते हैं—

जत्रु (ग्रीवामूल अथवा अंस सन्धि) के ऊपर के रोग अर्थात् नाक, कान, मुख, आँख में होने वाले रोगों की शान्ति के लिये शालाक्य शास्त्र है। चूँकि जत्रु के ऊपर के मुख, नाक, शिर, कान के रोगों में आँख के रोग ही अधिक हैं और इनमें आँख ही प्रधान है इसलिये इस अङ्ग का नाम शालाक्य रखा गया है॥ ५॥ (सु०सं०अ०१)

In sālākya tantra, the treatment of eyes is prominent because it is that part of the body above the shoulder region which gets infected the most frequently, but in this branch of Ayurveda the treatment of diseases of the ears, the nose, and the mouth are also included. (5)

अथ काय चिकित्सा

कायचिकित्सानाम सर्व्वाङ्गसंश्रितानां व्याधीनां ज्वरातीसार
रक्तपित्तशोषोन्मादापस्मारकुष्ठमेहादीनामुपशमनार्थम् ॥ ६ ॥

काय चिकित्सा—

सारे अङ्गों में होने वाले रोगों की अर्थात् ज्वर, रक्तपित्त, शोष, उन्माद, अपस्मार, कुष्ठ, प्रमेह, अतिसार आदि रोगों की शान्ति के लिये काय चिकित्साशास्त्र है ॥ ६ ॥

विशेष= काय का अर्थ सम्पूर्ण शरीर है। इसकी चिकित्सा काय चिकित्सा है। काय शब्द से उदराग्नि ग्रहण किया जाता है। इस अग्नि के शान्त होने से मृत्यु तथा जीवित रहने पर निरोगता प्राप्त होती है। इस अग्नि की जो चिकित्सा करता है उसे काय चिकित्सक कहते हैं ॥ ६ ॥ (चरक चि०अ०५)(सु०सं०अ०१)

Kāyachikitsā is the science containing the treatment of diseases in any part of body or of any kind, such as fever, blood-bile, swelling, hysteria, epilepsy, leprosy, dysentery, diseases of the urine etc. *"Kaya"* means body. *"Kaya"* is also taken to mean the digestive fire inside the stomach. If the digestive power becomes cooled or destroyed, death is inevitable. The man who treats it is called *Kaya-chikitasak* (body physician). (6)

अथ भूतविद्या

भूतविद्यानाम देवासुर गन्धर्वयक्षरक्षः पितृपिशाचनागग्रहाद्युपसृष्ट
चेतसां शान्तिकर्मबलिहरणादि ग्रहोपशमनार्थम् ॥ ७ ॥

भूत विद्या—

देव, असुर, गन्धर्व, यक्ष, राक्षस, पितर, पिशाच, नाग, ग्रह आदि के आवेश से दूषित मन वालों की शान्ति कर्म बलिदान आदि के द्वारा, ग्रह की शान्ति के लिये भूतविद्या शास्त्र है ॥ ७ ॥

The science dealing in propitiating evil spirits, ogres, demons, ancestral spirits, inimical planets as also the mental condition of a man suffering from any of these is called the "science of ghosts". Sacrifices to these spirits are also routinely made in this branch of Ayurveda. (7)

कौमारभृत्य

कौमारभृत्यं नाम कुमारभरणधात्री क्षीरदोष संशोधनार्थं दुष्टस्तन्य ग्रहसमुत्थानां च व्याधीनामुपशमनार्थम् ॥ ८ ॥

कौमारभृत्य—

बालकों के भरण-पोषण, धात्री के दूध के दोषों के संशोधन, दूषित स्तन्य के कारण शारीरिक, दुष्टग्रह के कारण आगन्तुज रोगों की शान्ति के लिये कौमारभृत्य है ॥ ८ ॥ (सु०सं०अ०१)

Kāumāra Bhritya is the science pertaining to the healthy nutrition of children, purification of breast-milk in the mother and for the pacification of diseases in the children due to polluted breast-milk and malevolent planets. (8)

अथागदतन्त्रम्

अगदतन्त्रंनाम सर्पकीटलूतावृश्चिकमूषकादि दष्ट विषव्यञ्जनार्थं-विविधविषसंयोगविषोपहतोपशमनार्थम् ॥ ९ ॥

साँप, कीड़ा, मकड़ी, चूहा आदि के काटने से उत्पन्न विष रोग की परीक्षा के लिये तथा नाना प्रकार के विषों के संयोग से उत्पन्न विकारों की शान्ति के लिये अगदतन्त्र है ॥ ९ ॥ (सु०सं०अ०१)

Agadatantra is meant for treating diseases caused by the toxins resulting from the biting of serpents, insects, spiders, rats etc. It also deals in the treatment of maladies resulting from a combination of a myriad varieties of toxins. (9)

अथ रसायनतन्त्रम्

रसायनतन्त्रं नाम वयःस्थापनमायुर्मेधाबलकरंरोगापहरणसमर्थञ्च ॥ १० ॥

रसायनतन्त्र—

अवस्था को बनाये रखने के लिये, आयु, मेधा और बल को बढ़ाने के लिये तथा रोगों को दूर करने की शक्ति के लिये रसायनतन्त्र है ॥ १० ॥

रसायन शब्द का अर्थ है-जिन उपायों, विधियों, औषधियों के द्वारा शरीर को रोग से रक्षा हेतु दृढ़ बनाया जाय उसे रसायन कहते हैं। रस शब्द से शरीर के सभी धातुओं का ग्रहण किया जाता है। रसायन उसे भी कहते हैं, जो बुढ़ापा और व्याधि को नाशकर शरीर को नवीन बनावे और अकाल मृत्यु को रोके। जो औषधि स्वस्थ व्यक्ति में प्रशस्त भाव को बढ़ाने वाली होती है वही प्रायः वृष्य और रसायन होती है। (चरक सं. रसायन १/५) रसायन की अनेक विधियाँ सुश्रुत संहिता, तथा चरक संहिता में वर्णित हैं।

Rasāyana Tantra is the science of keeping (young) age intact, as also of increasing longevity, mental powers and physical strength. (10)

"Rasāyana" means ways, devices, medicines etc. by which body immunity can be increased. *"Rasayana"* is also that which checks old age and disease and which rejuvenates the body.

वाजीकरणतन्त्रम्

वाजीकरणतन्त्रं नामाल्पदुष्टविशुष्कक्षीणरेतसामाप्यायन
प्रसादोपचयजननिमित्तं प्रहर्षजननार्थं च॥ ११॥

वाजीकरण तंत्र—

स्वभाव से ही अल्प वीर्य वाले पुरुषों में वीर्य को बढ़ाने के लिये, वात आदि से दूषित शुक्र के शोधन के लिये, किन्ही कारणों से स्वाभाविक परिमाण में क्षीणशुक्रवालों में शुक्र की वृद्धि के लिये, वृद्धावस्था के कारण शुष्क वीर्य वालों में शुक्र पैदा करने के लिये तथा स्त्री प्रसंग में प्रहर्ष उत्पन्न करने के लिये वाजीकरण है॥ ११॥

जिस आहार, औषधि या विहार के सेवन से मनुष्य में घोड़े के समान मैथुन करने का सामर्थ्य हो जाता है और जिसके सेवन से अधिक बार मैथुन कर सकता है उस औषधि या क्रिया को वाजीकरण कहते हैं। (चरक चि०वा०२-४।५१, सु०सं०अ०१)।

Vājīkaraṇ is meant for arousing or stimulating sexual power which has waned either due to old age or excessive loss of seminal fluid. It is also used to cure defective semen, (one with low or zero sperm count), and also to purify and increase the quantity of semen in the body. (11) (Charaka says that any medicine or food which enables a man to indulge in sexual intercourse as vigorously as an (unbroken) horse is called *Vājīkaraṇa.* (Charak Chi. vol 2-4/51 Su.Saṃ. A.1)

अथायुर्वेदाधिकारिणः

ब्राह्मणक्षत्रियवैश्यानामन्यतममन्ववयवशीलशौर्य्यशौचाचार
विनयशक्ति बलमेधा धृति स्मृतिमतिप्रतिपत्तियुक्तं तनुजिह्वौष्ठदंताग्र
मृजुवक्त्राक्षिनासं प्रसन्नचित्तवाक्चेष्टं क्लेशसहञ्च भिषक्
शिष्यमुपनयेदतो विपरीतगुणं नोपनयेत् ॥ १२ ॥

ब्राह्मण, क्षत्रिय, वैश्य इनमें से किसी एक शील, शौर्य, सौन्दर्य, पवित्र, आचार, विनय, शक्ति, बल, मेधा, धारण शक्ति एवं पवित्रता युक्त तथा जिनके शरीर के जिह्वा, ओष्ठ, दन्त, उत्तम हों तथा उत्तम वक्ता एवं शक्ति से युक्त, क्लेश सहनशीलता —इन गुणों से युक्त व्यक्ति को गुरु आयुर्वेद पढ़ावे, इससे विपरीत गुण वालों को न पढ़ावे। सुश्रुत में जैसे ब्राह्मण तीनों वर्णों का उपनयन कर सकता है, क्षत्रिय दो वर्णों का, वैश्य वैश्य का ही उपनयन कर सकता है। कई आचार्यों का मत है कि यदि शूद्र आयुर्वेदपाठी कुल में उत्पन्न हो तथा शौम्य, शील आदि गुणों से युक्त हो तो उपनयन देकर आयुर्वेद पढ़ाना चाहिये। (सु०सं०अ०१), चरक के अनुसार सभी आयुर्वेद पढ़ सकते हैं ॥ १२ ॥

The teacher should impart the knowledge of Ayurveda only after considering the temper, character, inclination, quality, chastity, courage, talent, grasping power, tolerance, strength, and oratory of a pupil. Coming from either a *Brahmin* a *Kshatriya* or a *Vaishya* family. A *Brahmin* can give the sacred thread to the other three castes, a *Kshatriya* to the remaining two and a *Vaishya* to another *Vaishya* only. Any *Shūdra* fond or learning Ayurveda should also be imparted the knowledge, after giving him the sacred thread (i.e. by making him a pupil).(12)

वेदेभ्यश्चसमुत्पन्नस्तस्माद्वैद्योमयोदितः ।
आयुर्वेदोपनयनाद्वैद्यौपिद्विजउच्यते ॥ १३ ॥

आयुर्वेद वेद का अंश होने से अध्ययनकर्त्ता वैद्य कहा जाता है और उस आयुर्वेद के अध्ययन हेतु उक्त गुणयुक्त किसी भी बालक का उपनयन कर, द्विज बनाकर, आयुर्वेद की शिक्षा देनी चाहिये ॥ १३ ॥

Ayurveda being a part of the Vedas, a student of Ayurveda is called Vaidya. Hence any boy found equipped with the said qualities should be made 'Dvija' by granting him the sacred thread and should then be given ("twice-born") the knowledge of Ayurveda.(13)

यस्तुकेवलशास्त्रज्ञः कर्म्मस्वपरिनिष्ठितः।
समुह्यत्यातुरं प्राप्य प्राप्यभीरू रिवाहवम्॥ १४॥

जो चिकित्सक केवल शास्त्र का ज्ञाता है और चिकित्सा कर्म में अनभिज्ञ है, वह संग्राम में मोह प्राप्त हुए मनुष्य के समान, रोगी प्राप्त कर मोह को प्राप्त होता है किंवा रोगी की चिकित्सा नहीं कर पाता है॥ १४॥

A physician who is merely a scholar but is ignorant of how to treat a patient, can not be a good physician, because just like a warrior who does not know how to fight, becomes nonplussed when faced with the enemy, he, too, becomes nonplussed upon getting a patient. (14)

यस्तुकर्म्मसुनिष्णातो धार्ष्ट्याच्छास्त्रबहिष्कृतः।
ससत्सुपूजांनाप्नोतिवधं चाहर्तिराजतः॥ १५॥

जो चिकित्सक चिकित्साकर्म में निपुण है, परन्तु धृष्टतावश आयुर्वेद शास्त्र का अभ्यास नहीं करता वह सज्जनों द्वारा पूजित नहीं होता और राजा या शासक द्वारा वध को प्राप्त होता है। क्योंकि अर्द्धज्ञान द्वारा चिकित्सा में साफल्य नहीं प्राप्त कर पाता है॥ १५॥

A physician who is adept in treating but does not practice the Ayurveda does not get revered by the gentry, and in fact, gets killed by the king or the ruler because he fails to find success due to possessing only partial knowledge. (15)

एकशास्त्रमधीयानो न विद्याच्छास्त्र निश्चयम्।
तस्माद्बहुश्रुतः शास्त्रं विजानीयाच्चिकित्सकः॥ १६॥

चिकित्सक को अनेकशः शास्त्रों का (आयुर्वेद शास्त्र के अतिरिक्त) ज्ञान रखना चाहिये॥ १६॥

A physician should acquire knowledge of other *Shāstras* (branches of learning) in addition to Ayurveda. (16)

धर्म्मार्थकाममोक्षाणामारोग्यम्मूलमुत्तमम्।
रोगस्तस्यापहंतारं श्रेयसो जीवितस्य च॥ १७॥

पुरुषार्थ चतुष्टय (धर्म, अर्थ, काम, मोक्ष) का मुख्य आधार निरोग शरीर ही है। रोग शरीर एवं पुरुषार्थ को नष्ट कर देता है। अतः यत्नपूर्वक धर्म मूल शरीर की रोग से रक्षा करनी चाहिये। निरोग जीवन ही सब शुभ कार्यों का मूल है॥ १७॥

A healthy body is a (sound) basis for pursuing the four virtues, piety, wealth, fulfillment of desires and salvation. Diseases ruin health and manhood. Therefore, the body should be protected from disease. (17)

क्वचिद्धर्म्मः क्वचिदर्थः क्वचिन्मैत्री क्वचिद्यशः।
कर्माभ्यासः क्वचिच्चापि चिकित्सा नास्ति निष्फला॥ १८॥ (देवी भा०)

चिकित्सा कार्य से कहीं धर्म, कहीं अर्थ, कहीं मित्रता, कहीं यश की प्राप्ति होती है और यदि ये सब कुछ नहीं मिलते हैं तो कर्माभ्यास होने से ज्ञान की वृद्धि होती है अर्थात् चिकित्सा कार्य कभी निष्फल नहीं होता ॥ १८ ॥

The practice of medicine never goes in vain. Sometimes it brings wealth, sometimes friendship, sometimes fame; and even if none of these is obtained, (at least) knowledge increases due to practice. (18)

व्याधेस्तत्वपरिज्ञानं वेदनायाश्च निग्रहम्।
एतद्वैद्यस्य वैद्यत्वं न वैद्यः प्रभुरायुषः॥ १९॥

चिकित्सक का कर्त्तव्य है कि उत्पन्न रोग के कारण को जानकर चिकित्सा करे तथा रोगी के कष्ट को दूर करे यही वैद्य का वैद्यत्व है पर आयु एवं जीवन प्रभु या ईश्वर के अधीन है। उसी की कृपा से ही सद्वैद्य से रोगी की भेंट होती है ॥ १९ ॥

The duty of a physician is to find out the cause of the disease and then give treatment and alleviate the suffering of the patient. It is always to be borne in mind that a good physician is found only by the grace of God, who alone is the master of life. (19)

यावत्कण्ठगतप्राणाः यावन्नास्ति निरिन्द्रियं।
तावच्चिकित्सा कर्त्तव्या कालस्य कुटिला गतिः॥ २०॥

जब तक कण्ठगत प्राण है, जबतक इन्द्रियाँ निष्क्रिय नहीं हैं, तबतक चिकित्सा करते रहना चाहिये, निराश न होना चाहिए, काल की गति विचित्र है, कुछ कहा नहीं जा सकता, क्या पता रोगी बच ही जाय ॥ २० ॥

One can never say what lies in the store of the future. Therefore, as long as breathing and life continue, treatment should not be stopped. (20)

चिकित्सित शरीरस्य निष्कृतिन्न करोतियः।
स यत्करोति सुकृतं तत्फलम्भिषगश्नुते॥ २१॥

जो दुर्बुद्धि रोगी की चिकित्सा करा करके अपने चिकित्सक को उसके बदले में कुछ नहीं देता, प्रत्युपकार नहीं करता, तो वह जो भी पुण्य करता है वह सब उसके चिकित्सक को प्राप्त होता है ॥ २१ ॥

A patient who does not pay anything to the physician upon getting treated or even show gratitude towards him, is wicked and the fruits of all his pious acts go to his physician. (21)

॥ चिकित्सा के चार पाद ॥
(THE FOUR PARTS OF TREATMENT)

भिषग्द्रव्याण्युपस्थाता रोगी पाद चतुष्टयम्।
चिकित्सितस्य निर्दिष्टं प्रत्येकं तच्चतुर्गुणम्॥ २२॥

चिकित्सा के चार पाद—

चिकित्सक, द्रव्य (औषधि), उपस्थाता (सेवक) और रोगी, ये चिकित्सा के चार पाद कहे गये हैं। इनमें प्रत्येक पाद में चार-चार गुण माने गये हैं॥ २२॥ (चिकित्सादर्श)

The four parts of treatment.

The physician, the medicine, the assistant and the patient are the four legs of treatment and they all posses four qualities each. (22)

श्रुतिपर्य्यावदातत्वं बहुशो दृष्ट कर्म्मता।
दाक्ष्यं शौच मितिज्ञेयं वैद्ये गुण चतुष्टयम्॥ २३॥

रोग का लक्षण, औषधि की मात्रा, चिकित्सा में दूर दृष्टि और पवित्रता, ये चार गुण युक्त चिकित्सक होना चाहिये॥ २३॥

A physician should possess four qualities (1) the talent to diagnose correctly (2) to decide upon the medicine and proper dose (3) farsightedness in treatment, and (4) chastity of outlook. (23)

दृष्टकर्म्मा च शास्त्रज्ञः स वैद्यः सिद्धिभाजनः।
एकाङ्गहीनोनश्लाघ्यः पक्षहीन इव द्विजः॥ २४॥
शास्त्रं गुरुमुखोद्गीर्णमादायोपास्य चाऽसकृत्।
यः कर्म्मकुरुते वैद्यः स वैद्योऽन्येतुतस्कराः॥ २५॥

दृष्टकर्मा (जिसने कर्म दर्शन किया है) और जो आयुर्वेदशास्त्र का जानने वाला वैद्य है वही सिद्धि का भागी है। जो इन दोनों में अन्यतम को नहीं जानता अर्थात् जिसने कर्म दर्शन नहीं किया या शास्त्र का ज्ञान प्राप्त नहीं किया वह एक पक्ष (पंख) वाले पक्षी के समान प्रशंसनीय नहीं होता, अर्थात् जिस प्रकार वह पक्षी अच्छी प्रकार से उड़ नहीं सकता उसी प्रकार एकाङ्ग हीन वैद्य को भी सिद्धि नहीं प्राप्त होती। जो गुरुमुख द्वारा आयुर्वेदशास्त्र का अध्ययन करके निरन्तर तदनुसार कर्माभ्यास करता है, वही चिकित्सक वास्तव में चिकित्सक है, शेष तो धन हरण करने वाले तस्कर हैं॥ २४-२५॥

A physician who has the knowledge of the *shāstra* (Ayurveda) and who has also seasoned himself by observing the treatment work, is alone the one who becomes an accomplished physician. All physicans who, after acquiring knowledge from their teachers, puts this knowledge into practice; are really physicians; the others are cheats. (24-25)

औषधं मूढवैद्यानां त्यजंति ज्वरपीडिताः।
परसंसर्ग संसक्तं कलत्रमिव साधवः॥ २६॥

ज्वर पीड़ित या रोग ग्रस्त व्यक्ति को मूर्ख वैद्य से चिकित्सा नहीं करानी चाहिये, उसके औषध का परित्याग कर देना चाहिये, जैसे पर पुरुष अनुरक्त स्त्री को साधु जन त्याग देते हैं॥ २६॥

A patient should not take treatment from a foolish *Vaidya* (Physician). He should avoid such a physician just like a wife loving another man is renounced by saintly persons. (26)

आयुर्वेदं चिकित्साञ्च ज्योतिषंधर्म्मनिर्णयम्।
विनाशास्त्रेण यो ब्रूयात्माहुर्ब्रह्मघातकम्॥ २७॥

आयुर्वेद, चिकित्साशास्त्र, ज्योतिषशास्त्र तथा धर्मशास्त्र के ज्ञान के बिना जो व्यक्ति आयुर्बलादि सम्बन्ध में बताता है, उसे ब्रह्मघाती कहना चाहिये॥ २७॥

A man who prognosticates about age (life expectancy), vitality etc. without having the knowledge of the science of healing, astrology and holy scriptures, should be called a *"brahmin-killer"* (the most heinous category of sinners). (27)

अध्ययनोऽपिशास्त्राणि तन्त्रा युक्तो विचक्षणः।
नाधिगच्छति सर्व्वार्थानर्थां भाग्यक्षये यथा॥ २८॥

चिकित्साशास्त्र का ज्ञाता होते हुए भी यदि चिकित्सक तंत्र शास्त्र से अनभिज्ञ है तो उसे सफलता उसी प्रकार नहीं मिलती जैसे भाग्यहीन व्यक्ति को उपार्जित धन नहीं प्राप्त होता॥ २८॥

In addition to the knowledge of the healing art, a physician must also have the knowledge of the science of Tantra, otherwise he is as sure to fail as a luckless person is to lose his earned money. (28)

कुचैलः कर्कशस्तब्धः कुग्रामः स्वयमागतः।
पंचवैद्या न पूज्यं ते धन्वन्तरि समा यदि॥ २९॥

जीर्ण तथा मलिन वस्त्र वाला, कठोर भाषी, रोग निर्णय करने में जड़बुद्धि, कुत्सित, देश, ग्राम या प्रदेश में रहने वाला, बिना बुलाये जो स्वयं चिकित्सा करने के लिये आ जाय ऐसे वैद्य चाहे धन्वन्तरि के समान रोग निवारण में दक्ष भी हों तो भी सम्मान नहीं पाते॥ २९॥

A physician who dresses shabbily, speaks harshly, is unable to make a diagnosis and comes from a nasty country, village or province and starts treatment of the patient even when not called for, is not respected. (29)

उत्सृजत्यात्मनात्मानन्न वैद्यं परिशंकते।
तस्मात्पुत्रवदेनञ्च पालयेदातुरं भिषक्॥ ३०॥

रोग शरीर को नष्ट करता है तथा चिकित्सक औषधि द्वारा रोग शान्तकर शरीर की रक्षा करता है इसी कारण रोगी अपने शरीर को विश्वास पूर्वक वैद्य पर छोड़ देता है। अतः वैद्य पिता होता है तदर्थ वैद्य को रोगी की रक्षा करनी चाहिये॥ ३०॥

Illness destroys the body and the physician heals the illness with his medicine. This is why he is looked upon as a father by the patient under his protection. A physician, therefore must protect the patient as a father. (30)

अथ प्रायश्चित्तहीनेव्याधिभोगकथनम्

प्रायश्चित्तंविहीनानाम्महापातकिनामपि।
नरकान्तेभवेज्जन्म चिह्नांकित शरीरिणाम्॥ ३१॥
प्रतिजन्मभवेत्तेषां चिह्नं तत्पाप सूचितम्।
प्रायश्चित्ते कृते याति पश्चात्तापवतां पुनः॥ ३२॥
महापातकजं चिह्नं जायते सप्त जन्मनि।
उपपापोद्भवं पञ्चत्रीणि पापसमुद्भवम्॥ ३३॥
दुष्कर्म्मजानृणां रोगायान्ति चो क्रमैः शमम्॥ ३४॥

अनन्तर प्रायश्चित्त हीन व्याधि भोग कहते हैं। प्रायः नाम तप का है, चित्त नाम निश्चय का है। तप एवं निश्चय से युक्त जप, तप, पूजा, पाठ आदि जो किसी पाप शान्ति हेतु किए जाते हैं उसे ही प्रायश्चित्त कहते हैं॥ ३१-३४॥

यथा—

प्रायोनामतपःप्रोक्तं चित्तंनिश्चय उच्यते।
तपोनिश्चय संयुक्तं प्रायश्चित्तमितिस्मृतम्॥ (मनुस्मृति)

प्रायश्चित्त नहीं करने से महापातकी मनुष्यों का नरक गमन होता है। पुनः नरक भोग करने के बाद पापचिह्नों से युक्त जन्म प्राप्त होता है, प्रायश्चित्त स्वरूप वह चिह्न सात जन्मों तक रहता है। उपपापजनित चिह्न पाँच जन्म एवं पाप जनित चिह्न तीन जन्म पर्यन्त रहते हैं। दुष्कर्मों का रोग अनुष्ठान द्वारा शान्त होता है।

A disease without atonement of the sin causing it becomes one's fate. Atonement involves chanting of mantras, penance, prayer and worship, all with firm determination. Without atonement a sinner goes to hell and takes birth afterwards with signs of his pa ast sins. Penance limits these to seven births and fasting to five consecutive births. Diseases caused by evil deeds are cured by religious performances. (31-34)

अथ महापातक रोगनिर्णयः

कुष्ठञ्चराजयक्ष्मा च प्रमेहो ग्रहणी तथा।
मूत्रकृच्छ्राश्मरी कासाः अतिसार भगन्दरौ ॥ ३५ ॥
दुष्टव्रणं गण्डमाला पक्षाघातोऽक्षिनाशनम्।
इत्येव मादयो रोगा महापापोद्भवास्मृताः ॥ ३६ ॥

कुष्ठ, राजयक्ष्मा, यक्ष्मा, प्रमेह, ग्रहणी, मूत्रकृच्छ्र, पथरी, कास, श्वास, भगन्दर, अतिसार, दुष्टव्रण, गण्डमाला, लकवा, अन्धापन आदि रोग महापाप से उत्पन्न होते हैं ॥ ३५-३६ ॥

Diseases born from heinous sins.

Heinous sins are the cause of leprosy, tuberculosis, pthisis, diabetes, diarrhoea, urine trouble, stones, cough, bronchitis, fistula, sprue, incurable wounds, goitre (scrofula), paralysis, and blindness etc. (35-36)

अथोपपातकरोगनिर्णयः

जलोदरी यकृत्प्लीहा शूल रोग व्रणानि च।
श्वासाजीर्णज्वरच्छर्दी भ्रम मोह गलग्रहाः।
रक्तार्ब्बुद विसर्पाद्या उपपापोद्भवागदाः ॥ ३७ ॥

उपपापजनित रोग कहते हैं—

जलोदर, यकृतव्याधि, प्लीहा रोग, शूल रोग, व्रण, श्वास, जीर्णज्वर, वमनरोग, भ्रम, गलग्रह, रक्तार्बुद, विसर्प ये रोग उपपातक करने से जीवों या मनुष्यों को होते हैं ॥ ३७ ॥

Dropsy, liver diseases, asthma, chronic fever, vomiting, pain-diseases, wounds, breathing troubles, whitlow, carbuncle, and blood tumour etc. are the side effects of heinous sins. (37)

अथ सामान्यपापजरोगनिर्णयः

दन्तापातालकश्चित्रवपुकंपविचर्चिका ।

वल्मीकपुण्डरीकाद्या रोगा पाप समुद्भवा॥ ३८॥

सामान्य पाप रोग कहते हैं—

दाँत में गड्ढा, समस्त दन्त रोग एवं विचर्चिका (एक्जिमा), वल्मीक, पुण्डरीक, कुष्ठ आदि सामान्य पाप से होते हैं॥ ३८॥

Dental caries, dental diseases, eczema, leprosy, monticles, sectarial mark on the forehead are caused by ordinary sins. (38)

अथातिपापरोग निर्णयः

अथार्शाद्यानृणांरोगा अतिपापोद्भवन्तिहि॥ ३९॥

अतिपापोद्भव रोग—

अर्शादि रोग अति पाप करने से उत्पन्न होता है और कई जन्म तक रहता है। बिना प्रायश्चित्त किये शान्त नहीं होता। अतः पाप या रोग मुक्ति हेतु प्रायश्चित्त विधान धर्मशास्त्रकारों ने किया है॥ ३९॥

Atīpāpodbhavaroga-

Piles and fistula are caused by heinous sin and reappear in many successive births. They do not go away till atonement is done for the sin. Therefore the writers of religious scriptures have laid down rules and methods for the removal of sin or disease. (39)

॥ इति काल ज्ञान समाप्तम्॥

Thus ends the Kālajnāna